DIETA LOW CARB

COMO EMAGRECER COM PRAZER E SAÚDE

Caio Augusto Fleury

DIETA LOW CARB

COMO EMAGRECER COM PRAZER E SAÚDE

© 2018 - Caio Fleury
Direitos em língua portuguesa para o Brasil:
Matrix Editora
www.matrixeditora.com.br

Diretor editorial
Paulo Tadeu

Capa, projeto gráfico e diagramação
Allan Martini Colombo

Revisão
Adriana Wrege
Silvia Parollo

CIP-BRASIL - CATALOGAÇÃO NA PUBLICAÇÃO
SINDICATO NACIONAL DOS EDITORES DE LIVROS, RJ

Fleury, Caio Augusto
Dieta low-carb / Caio Augusto Fleury - 1. ed. - São Paulo: Matrix, 2018.
256 p.; 23 cm.

Inclui bibliografia
ISBN 978-85-8230-481-5

1. Emagrecimento. 2. Dieta de emagrecimento. I. Título.

18-49459
CDD: 613.25
CDU: 614.23

Meri Gleice Rodrigues de Souza - Bibliotecária CRB-7/6439

SUMÁRIO

1
ESQUEÇA TUDO O QUE VOCÊ PENSA SOBRE EMAGRECIMENTO 7

2
CALORIAS NÃO SÃO IGUAIS 19

3
A RAIZ DO PROBLEMA 29

4
BARRIGA DE TRIGO, SÍNDROME METABÓLICA E RESISTÊNCIA À INSULINA 41

5
EMBASAMENTO CIENTÍFICO DAS DIETAS 51

6
ALIMENTAÇÃO, UMA QUESTÃO POLÍTICA 65

7
A GORDURA SATURADA DOS ALIMENTOS É SAUDÁVEL 77

8
A MÍDIA NÃO CONSEGUE ACOMPANHAR A CIÊNCIA 93

9
INVESTIGAÇÃO CIENTÍFICA PARA LEIGOS 107

10
A VILANIZAÇÃO DA GORDURA SATURADA 125

11
COLESTEROL: VERDADES E MITOS 135

12
MAIS SOBRE O COLESTEROL 155

13
DIETA LOW-CARB NO TRATAMENTO DE DIVERSAS DOENÇAS 165

14
DIETA LOW-CARB NO TRATAMENTO DA EPILEPSIA 175

15
DIETA LOW-CARB OU CETOGÊNICA NO TRATAMENTO DO DIABETES TIPO 2 . 185

16
SONO PARA A SAÚDE E O CONTROLE DO PESO 195

17
COMO EMAGRECER COM PRAZER 203

18
NECESSIDADE INDIVIDUAL DE PROTEÍNAS 219

19
EXERCÍCIOS COM PRAZER 229

REFERÊNCIAS 245

1
ESQUEÇA TUDO O QUE VOCÊ PENSA SOBRE EMAGRECIMENTO

"Secretamos o hormônio insulina em resposta ao que ingerimos – particularmente carboidratos – para manter a glicose sanguínea sob controle após comermos. Quando suas células são resistentes à insulina, o corpo (o pâncreas, para ser exato) responde ao aumento do nível de glicose sanguíneo bombeando mais e mais insulina. Após anos nos alimentando excessivamente de carboidratos (principalmente os de alto índice glicêmico), o pâncreas passa a não mais dar conta da demanda de glicose, o que médicos especializados em diabetes chamam de 'exaustão pancreática'. Agora seu nível de glicose sanguínea irá disparar descontroladamente, e assim você se torna diabético."

– Gary Taubes

Existem diversas teorias sobre o que causa a obesidade; algumas sabemos que são mais relevantes que outras. A principal causa e mais condizente com a literatura é o acúmulo de gordura causado pela produção elevada de insulina inerente a uma dieta rica em amido (bolos, tortas, doces, farináceos, cereais, entre outros), a qual com o tempo pode tornar um indivíduo resistente à insulina, condição metabólica que na maioria dos casos é acompanhada por sobrepeso ou obesidade.

Disfunções mitocondriais em diversas células do corpo e resistência à leptina no hipotálamo, região do cérebro que processa informações sobre emoções fortes, também são disfunções metabólicas que ocorrem na maioria dos casos, paralelamente ao ganho de peso elevado e à obesidade.

Esses fatores fazem parte do pacote dos transtornos metabólicos que precedem a ocorrência de diversas doenças degenerativas modernas, como diabetes, acidente vascular cerebral (AVC), hipertensão, alguns tipos de câncer, Alzheimer, entre muitas outras. Já várias outras doenças podem estar mais associadas a fatores do estilo de vida moderno, como altos níveis do hormônio do estresse ao longo do dia – o cortisol –, insônia e fatores epigenéticos e hereditários, que podem ou não se desenvolver junto com tais disfunções metabólicas ou com a obesidade.

A hipótese dos alimentos com alto valor de recompensa, de Stephan Guyenet, foi abordada com mais profundidade em meu primeiro livro, *A dieta dos nossos ancestrais: guia nutricional para perda de peso e manutenção da saúde*. Consiste no fato de que alimentos com alto valor de recompensa – ou altamente palatáveis –, quando consumidos com frequência, produzem memórias que são armazenadas no hipotálamo, em uma região mais especificamente chamada núcleo accumbens, cujas funções estão relacionadas com prazer e recompensa, entre outras. Essa hipótese é corroborada por muitos experimentos recentes sobre o efeito hedônico desses alimentos no cérebro e provavelmente explica uma parte do quebra-cabeça da obesidade, junto com outras teorias que relatam o funcionamento de outros mecanismos biológicos que contribuem para o fenômeno da obesidade.

Os médicos alemães Oskar Minkowski e Joseph von Mering, em seus estudos sobre o papel do pâncreas na digestão, acabaram descobrindo sua relação com o diabetes. A fim de entender melhor a função desse órgão, eles o retiraram de um cão e encontraram glicose na urina do animal, que morreu em decorrência de diabetes.

Suas descobertas não só tiveram implicação para o entendimento dos mecanismos do diabetes, mas da obesidade e do papel fundamental da insulina nos processos de acúmulo de gordura no tecido adiposo, bem como de todas as funções biológicas em que esse hormônio interfere.

Há muito tempo médicos e pesquisadores sabem do fato de que carboidratos, principalmente os de fácil digestão, como açúcar e farináceos, são as matérias-primas que estão por trás do acúmulo de gordura corporal.

Em 1862, o médico britânico William Harvey prescreveu uma dieta ao seu paciente William Banting, um agente funerário obeso que residia em Londres. Em um ano Banting perdeu 16 quilos seguindo uma dieta low-carb com exclusão total de fontes de amido e com uma redução drástica no teor de carboidratos da dieta, inclusive batatas, arroz e frutas. Banting ficou tão surpreso com os resultados que escreveu um livro após completar a perda de 22 quilos, *Carta sobre a corpulência*, traduzida para o português por Hilton Sousa, do blog Paleodiário. No livro ele descreve todas as tentativas inúteis de perda de peso seguindo diversas dietas e em seguida o seu sucesso com a dieta low-carb.

Muitos exemplos como esse existiram ao longo do século XIX, sendo que a dieta de Banting foi considerada pelo Congresso de Clínica Médica em Berlim como sendo uma das três mais seguras para o tratamento da obesidade – outras três dietas eram variações da low-carb, com mais ou menos gorduras, e com a inclusão de exercícios físicos em uma delas. Resumindo, o uso da dieta low-carb era amplamente aceito e aplicado pela medicina até o início da década de 1960, quando uma nova teoria surgiu nos Estados Unidos, dominando o cenário político e afetando drasticamente as diretrizes nutricionais e as legislações.

As recomendações, até então, dos principais jornais médicos, principalmente no período pré-Segunda Guerra Mundial, quando a medicina ocidental era fortemente influenciada por austríacos, alemães, franceses, eram de reduzir drasticamente todas as formas de carboidratos da dieta para curar a obesidade. Embora compreendesse ainda um percentual pequeno dos Estados Unidos (pelo menos quatro vezes menor do que o atual), a dieta low-carb estava se tornando cada vez mais popular.

Os mecanismos subjacentes envolvidos no processo de acúmulo de gordura no tecido adiposo foram documentados há mais de um século nos jornais médicos mais prestigiados, antes de caírem no esquecimento da comunidade médica nos Estados Unidos após a década de 1960. Isso quando os médicos das principais universidades do país, devido ao desenrolar dos acontecimentos políticos da época, passaram a ser aconselhados a abraçar uma nova teoria para o tratamento da obesidade, a teoria lipídica. Os poucos que mantiveram as crenças antigas passaram a ser desacreditados pela comunidade médica.

Esta é a dieta usada pelos britânicos para tratamento da obesidade publicada no livro *The practice of endocrinology*, de 1951, de Raymond Greene, o endocrinologista britânico mais importante da época.

Alimentos a serem evitados:

- Pães e demais produtos feitos de farinha
- Cereais, incluindo cereais matinais e mingaus
- Batatas e todos os outros tubérculos de fécula branca
- Alimentos que contêm açúcar
- Todos os doces

Os seguintes alimentos podem ser consumidos à vontade:

- Carne, peixe, aves
- Todos os vegetais verdes
- Ovos
- Queijo
- Frutas sem açúcar ou adoçadas com sacarina – exceto banana e uva

O consenso entre muitos médicos europeus e americanos antes da mudança de paradigma adotada pelo governo (até meados dos anos 1960) era de que, por meio das mensagens hormonais da insulina, as células do corpo se traduzem em acúmulo de gordura corporal com o consumo de grãos, pães, tortas, bolos, sorvetes e alimentos dessa natureza, ricos em amido. O pâncreas produz mais insulina em resposta a fontes alimentares de carboidratos para que o subproduto deles, a glicose, seja propriamente transportado para as células.

Esse é um mecanismo adaptativo do corpo humano ao consumo de carboidratos, uma vez que estes sempre estiveram disponíveis como forma de combustível ao longo de nosso passado evolutivo como espécie em determinadas estações do ano e em certas regiões ao redor do globo. Antropólogos e estudos epidemiológicos com foco em populações primitivas também indicam a hipótese de que essas fontes de amido "naturais", como frutas, vegetais e tubérculos fibrosos, têm sido consumidas como complemento na dieta dos nossos ancestrais do período paleolítico, e em algumas populações primitivas modernas eles chegam a representar até 50% das calorias durante algumas estações do ano.

Contudo, como espécie, nunca estivemos expostos a quantidades tão elevadas de amido como nos dias atuais, muito menos em sua forma particularmente mais estranha ao corpo humano, como no caso dos farináceos e do açúcar.

Momento de reflexão

Para entender por que os carboidratos são instrumento de morte, precisamos de um pouco de ciência. Só recentemente é que a ciência e a medicina começaram a reconhecer uma condição chamada hiperinsulinemia crônica. Esse é o termo em alta de insulina produzida cronicamente no próprio corpo. Isso só pode ocorrer se os carboidratos forem consumidos cronicamente. Jamais poderíamos consumir carboidratos dessa maneira na natureza. Frutos apenas em uma temporada e flores na outra.
– T.S. Wiley, autora do livro Lights out: sleep, sugar, and survival (Luzes apagadas: sono, açúcar e sobrevivência). Sem tradução para o português.

Dois relatórios do IBGE, um de 2005 e outro de 2008/2009, indicam que o brasileiro consome em média 54% das calorias diárias na forma de carboidratos, sendo a principal fonte, provavelmente, o tipo de amido mais refinado e pernicioso, a farinha de trigo. Até mesmo mais consumida que a tão aclamada dupla arroz e feijão, seguida pelo açúcar e pela farinha de mandioca, estes últimos também fontes de amido altamente refinado, convertidos em açúcar no sangue em velocidade recorde.

Segundo o mesmo relatório, o brasileiro consome, em média, mais de 300 g de carboidratos por dia, e uma parte dos indivíduos obesos está consumindo mais que isso.

De acordo com Carlos Alberto Lauria, coordenador de Agropecuária do IBGE de 1999 a 2005, sobre os dados da pesquisa em escala nacional: "O que o estudo aponta é que existe uma disponibilidade de carboidratos bem maior que de proteínas. Na realidade, o brasileiro tem uma tendência muito grande para alimentos como pão, massas e macarrão. A tendência é mais para carboidratos que para outros produtos como proteína".

Quanto à estimativa de consumo do trigo, Lauria afirma: "Não existe um levantamento específico para a quantidade de carboidratos, apenas uma conversão da produção de trigo, por exemplo, para a quantidade de carboidratos que aquele produto proporciona".

Não é à toa que os números relativos a obesidade e síndrome metabólica no Brasil não se encontram muito distantes daqueles dos norte-americanos. O consumo de carboidrato certamente está associado aos níveis elevados de insulina no sangue ao longo do dia. A insulina faz com que a fome seja aumentada com as grandes oscilações nos níveis de glicose sanguínea. Picos de elevação do açúcar no sangue levam a sua queda brusca algumas horas depois, ativando mecanismos homeostáticos do sistema límbico. A região do hipotálamo chamada núcleo accumbens é ativada para desencadear mecanismos endócrinos de controle do açúcar no sangue.

Cada vez mais, pesquisas têm indicado a relação entre o consumo frequente de carboidratos refinados e uma suposta dependência alimentar dentro de uma perspectiva neurológica e científica. Esse conceito tem chamado a atenção de diversos pesquisadores, para estudar essa relação e seu potencial para levar indivíduos ao sobrepeso e à obesidade.

Estudos demonstram que alimentos com valor de recompensa alto, como tortas, bolos, biscoitos e alimentos ricos em trigo e açúcar, ativam os centros de recompensa do cérebro, podendo gerar compulsão alimentar. De acordo com um estudo publicado no *American Journal of Clinical Nutrition* (Jornal Americano de Nutrição Clínica), carboidratos refinados estimulam regiões do cérebro responsáveis pela dependência química e pela compulsão alimentar.

David Ludwig, diretor do centro de prevenção da obesidade do Hospital Infantil de Boston, e sua equipe conduziram uma análise do cérebro de 12 homens com sobrepeso, depois de consumirem dois tipos diferentes de milk-shakes. Ambos os milk-shakes possuíam o mesmo número de calorias, mas um continha carboidratos de digestão rápida (açúcar) e o outro foi preparado com carboidratos complexos, com baixo índice glicêmico e de digestão lenta.

Essa análise foi conduzida por meio de imagens geradas através de equipamentos de leitura cerebral com o intuito de medir o potencial viciante de certos alimentos, representado pela ativação de áreas cerebrais responsáveis pelo vício. A área do cérebro chamada núcleo accumbens, responsável pela memória de cargas emocionais intensas e ligada ao vício, foi ativada intensamente algumas horas após o consumo do milk-shake rico em açúcar, no momento em que os níveis de glicose sanguínea despencaram após terem subido drasticamente. Em outras palavras, a grande oscilação nos níveis de glicose sanguínea faz com que o cérebro se mobilize para que o indivíduo aja consumindo mais carboidratos, como um mecanismo homeostático natural.

Segundo Ludwig, autor do estudo, os exames mostraram intensa ativação em regiões cerebrais envolvidas no comportamento viciante.

A conclusão óbvia do estudo, ainda de acordo com Ludwig, foi de que a restrição do consumo de carboidratos refinados, como pães, e de açúcar é essencial para auxiliar indivíduos obesos a diminuir os "desejos" por alimentos que causam a compulsão alimentar.

Outro estudo, conduzido por Joseph Schroeder em 2013, constatou que o biscoito Oreo, uma das marcas mais consumidas nos Estados Unidos, é tão viciante quanto a cocaína, em ratos de laboratório. Ele não é apenas tão viciante quanto a droga, como ativou muito mais neurônios de zonas de recompensa cerebrais do que a morfina ou a cocaína! De acordo com o autor do estudo, a pesquisa reforça a teoria de que alimentos calóricos e com muito açúcar estimulam o cérebro da mesma maneira que as drogas. Isso pode explicar por que algumas pessoas não conseguem resistir a esse tipo de alimento, mesmo sabendo que não são saudáveis.

Apesar de todos os estudos conduzidos, alguns críticos insistem em afirmar que ainda é cedo para dizer que carboidratos causam dependência química, ignorando o resultado das pesquisas, a intensidade da ativação cerebral ocorrida após o consumo e a similaridade com drogas estimulantes. Eles argumentam que carboidratos são inofensivos nesse sentido, tendo como base somente a afirmação de que existe uma possibilidade de que os indivíduos se tornem viciados apenas após se tornarem obesos.

Ora, se fosse assim, o cigarro também não deveria ser considerado viciante. O cigarro só vicia após certa frequência e nível de consumo, o que é óbvio e cientificamente comprovado em relação ao seu uso, e nem por isso podemos dizer que não causa dependência. Da mesma forma, o indivíduo deve consumir determinada quantidade de carboidratos durante certo tempo para desenvolver compulsão por eles – no entanto, essa quantidade não precisa ser tão alta e tão frequente assim para gerar um forte "desejo" por eles, como foi demonstrado nos estudos citados.

Além de evidências científicas, há possibilidade de constatar o fato de que uma parte dos indivíduos que adotam o regime de alimentação low-carb pode sofrer uma enorme dificuldade em se livrar dos alimentos ricos em carboidratos. Isso ocorre na primeira semana de dieta, com o pão e o açúcar, e até mesmo com adoçantes artificiais, os quais imitam seu efeito no cérebro e estão associados a um maior "desejo" por carboidratos.

Momento de reflexão

Este é seu cérebro com o trigo: a digestão produz compostos semelhantes à morfina, que se ligam aos receptores opiáceos do cérebro. Ela induz uma forma de recompensa, uma ligeira euforia. Quando esse efeito é bloqueado ou os alimentos sem esse componente eufórico chamado exorfina são consumidos, algumas pessoas experimentam sintomas desagradáveis de abstinência.

Existem milhares de depoimentos de pessoas relatando a dificuldade de eliminar completamente os carboidratos da dieta. Conheço diversas pessoas que batalham diariamente e não conseguem se livrar desse hábito. Por outro lado, muitos se livraram dos produtos refinados e do açúcar e se sentem mais livres do que nunca, assim como ex-dependentes de drogas.

Níveis elevados de insulina fazem com que seja praticamente impossível utilizar suas próprias reservas de gordura para queima de energia. A insulina, hormônio de armazenamento de gordura, é requerida para o transporte de glicose extra, aquela que não é utilizada imediatamente pelo corpo, para armazenamento na forma de glicogênio no fígado e no músculo. Se as reservas de glicogênio estiverem cheias, qualquer glicose extra será convertida em gordura e estocada no tecido adiposo.

Em outras palavras, um pouco de glicose o corpo tende a usar como energia imediata, e, considerando um pouco mais de carboidratos, estes então serão estocados no fígado e no tecido muscular na forma de glicogênio. Uma quantidade excedente mais elevada, em torno de 100 g de carboidratos por dia, ou mais, para quem faz pouco ou nenhum tipo de exercício, fará com que as reservas de glicogênio desses tecidos sejam excedidas e logo os carboidratos consumidos a mais serão estocados na forma de gordura.

Sem entrar em muitos detalhes, no momento é justo dizer que em curto e médio prazos é possível conseguir resultados satisfatórios em termos de perda de peso e gordura corporal com uma dieta moderada em carboidratos para quem não faz exercícios e tem dificuldade de perder peso (150-200 g/dia). Contudo, o desafio maior em longo prazo, como um sem-número de evidências mostra, é o aumento da fome, bem como os baixos níveis de saciedade e de sensibilidade à leptina (hormônio que promove saciedade) no sistema nervoso central. Resultados razoavelmente bons – quando comparados com o peso que se apresentava antes do início de tal dieta – podem ser obtidos por meio de um plano de intervenção low-carb.

Estudos clínicos sugerem que quando consumimos proteína e gordura dos alimentos, há vontade de alcançarmos perda de peso superior àquela que temos quando seguimos uma dieta rica em carboidratos, sugerindo que não somente a dieta low-carb leva a maiores níveis de saciedade, como os carboidratos realmente estão por trás da obesidade. Quanto mais insulina é secretada, mais se ativa uma enzima responsável por estocar gorduras nas células adiposas, chamadas lipoproteína lipase LPL, portanto, quanto mais insulina é produzida, mais gordura é estocada, e quando a insulina está baixa, utilizamos gordura corporal como fonte de energia. Em outras palavras, a gordura dos alimentos não nos faz engordar, mas carboidratos levam ao aumento da fome e ao ganho de peso.

Em mais detalhes, a ordem dos acontecimentos tende a ser a seguinte: só de pensar em consumir uma refeição rica em carboidratos o seu corpo já passa a produzir insulina. A insulina comunica ao seu corpo que ele deve reter ácidos graxos no tecido adiposo e impede que os queime como forma de energia. Os níveis de glicose sanguínea aumentam drasticamente. Logo o pâncreas produz mais insulina para que as células retenham a glicose da corrente sanguínea. A gordura das suas refeições fica estocada nas células de gordura em vez de ser queimada. As células adiposas ficam mais cheias de gordura e você engorda.

O famoso biólogo Mark Sisson costuma dizer:

"Quando os níveis de insulina no sangue estão elevados, aquelas mesmas células de gordura armazenam não apenas o excesso de glicose, mas a gordura que você comeu em sua última refeição. Além disso, a alta de insulina faz com que as células de gordura segurem a gordura e não a liberem para uso como energia. Se o padrão de refeições de alta geração de insulina continua, as células de gordura incham e você ganha peso".

– **Mark Sisson**, autor do best-seller O Guia Primal: reprograme seus genes para perda de peso sem esforço, saúde vibrante e energia sem limite.

Recapitulando

- Existem algumas teorias da obesidade, mas todas afirmam que os carboidratos refinados estão por trás do excesso de ganho de peso.
- As recomendações reconhecidas como mais eficazes para curar a obesidade, até a década de 1960, no mundo ocidental, eram de reduzir severamente todas as formas de carboidrato na dieta dos indivíduos.
- Carboidratos causam elevações nos níveis de glicose sanguínea, o que gera um aumento proporcional nos níveis de insulina produzidos pelo pâncreas.
- Quanto mais carboidratos forem consumidos, mais insulina será produzida.
- Níveis elevados de insulina fazem com que seja praticamente impossível utilizar suas próprias reservas de gordura para queima de energia.
- A insulina, hormônio de armazenamento de gordura, é requerida para o transporte de glicose extra, aquela não utilizada

imediatamente pelo corpo, para armazenamento na forma de glicogênio no fígado e no músculo. Se as reservas de glicogênio estiverem cheias, qualquer glicose extra será convertida em gordura e estocada no tecido adiposo.

- A insulina diz para o corpo reter ácidos graxos (gordura) no tecido adiposo e impede que eles sejam queimados como forma de energia.
- Um relatório do IBGE de 2005 e um de 2008-2009 indicam que o brasileiro consome em média 54% das calorias diárias na forma de carboidratos, sendo os farináceos a principal fonte, altamente refinados e ricos em carboidratos.
- Pesquisas reforçam a teoria de que alimentos com alto teor de açúcar estimulam o cérebro na mesma região que as drogas. E isso, de acordo com o autor de um dos estudos, pode explicar por que algumas pessoas não conseguem resistir a esse tipo de alimento, mesmo sabendo que não são saudáveis.
- Quanto mais insulina é secretada, mais ativa a lipoproteína lipase (LPL) estará nas células, portanto, quanto mais insulina é produzida, mais gordura é estocada; quando a insulina está baixa, utilizamos gordura corporal como fonte de energia.
- A gordura dos alimentos não nos faz engordar como os carboidratos. Carboidratos, principalmente os mais densos e refinados, levam ao aumento da fome e ao ganho de peso.
- Picos de elevação de açúcar no sangue levam a sua queda brusca algumas horas depois, e, como consequência, a fome é aumentada, com altas oscilações na glicose sanguínea.
- Ensaios clínicos demonstram com muita clareza que o tipo de alimento e o tipo de caloria importam MUITO no emagrecimento, e contar calorias não garante a perda de peso.
- Fuja da "síndrome da contagem das calorias" e coma comida de verdade para ter saúde e saciedade.

2
CALORIAS NÃO SÃO IGUAIS

Ao longo das últimas décadas, a divulgação em massa do método de perda de peso com base na contagem das calorias fez com que se tornasse a norma nas sociedades modernas quando se pensa em perder peso. A "síndrome da contagem das calorias" tomou conta das sociedades modernas por influência dos norte-americanos, paralelamente à expansão no mercado dos produtos processados, ofertados como fórmulas de perda de peso milagrosas.

Logo, a indústria de alimentos processados passou a utilizar esse argumento como forma de promoção de seus produtos. Assim, tomar uma lata de refrigerante se tornou mais atrativo que o equivalente na forma de brócolis, ou peixe, por exemplo. A felicidade pode ser alcançada com grandes goles de açúcar em um dia de calor, ou por meio do consumo de salgadinhos com "apenas" 300 calorias inocentes durante um filme.

O que essa indústria está ignorando é simplesmente a literatura científica da nutrição, metanálises e revisões de ensaios clínicos que demonstram com muita clareza que o contexto das calorias conta muito na perda de peso. Vou colocar da seguinte maneira: calorias provenientes de gorduras impactam nossa composição corporal e o metabolismo da mesma forma que calorias de proteínas ou carboidratos? Resposta simples: pode apostar que não.

Vejamos o exemplo do efeito térmico dos alimentos no corpo dos seres humanos e dos animais. Esse efeito significa a quantidade de energia gasta na digestão e absorção dos alimentos, que pode variar bastante, dependendo do tipo do macronutriente e das características específicas dos alimentos.

As proteínas, quando comparadas com os carboidratos e a gordura, são muito menos eficientes na conversão de energia, pois demandam mais energia para serem digeridas, seja na quebra das moléculas de proteína em peptídeos, pequenas cadeias de aminoácidos, seja quando seu consumo excessivo obriga o corpo a converter o excesso em glicose, por meio de um processo metabolicamente custoso chamado gliconeogênese. As proteínas são utilizadas pelo corpo principalmente para manter as estruturas e funções das células e dos tecidos. Sua função é majoritariamente estrutural, e apenas após suprir essa demanda interna é que será convertida em açúcar no sangue como combustível.

Resumidamente, alguns tipos de alimentos gastam mais energia do que outros para serem metabolizados e passam por processos metabólicos diferentes no corpo. Ou seja, nós gastamos substancialmente mais energia para digerir um filé-mignon, por exemplo, do que um pedaço de pão com o mesmo teor calórico.

Entretanto, como havia mencionado, outras especificidades dos alimentos além dos macronutrientes influenciam o gasto energético na digestão, dado o mesmo conteúdo calórico. Embora os macronutrientes tenham um papel preponderante no efeito termogênico dos alimentos, a relação peso/caloria, o teor de fibra e água deles são fatores que alteram seu efeito térmico.

Entretanto, alimentos ricos em gordura também se diferenciam entre si na sua capacidade termogênica e na quantidade total de calorias absorvidas. No caso das oleaginosas, como amêndoas e amendoim, estudos mais recentes demonstram que esses alimentos cozidos fornecem significativamente mais calorias do que crus, resultando em um maior ganho de peso em humanos e em ratos.

Isto acontece devido ao fato de nas oleaginosas cozidas a absorção de gordura ser maior, resultando em um menor percentual de gordura liberada nas fezes, com as paredes celulares das células de gordura desses alimentos sendo destruídas no cozimento.

Além disso, elas são cobertas por proteínas chamadas oleosins que também impedem que as gorduras sejam absorvidas. O ser humano carece das enzimas necessárias para quebrar as paredes das células de gordura das oleaginosas cruas. Eu aposto que seu profissional de saúde não está levando em consideração esse fator ao estimar o seu consumo calórico ideal.

Enfim, o ponto que eu quero salientar é que alimentos ricos em carboidratos são muito mais propensos a serem convertidos em gordura corporal do que alimentos ricos em proteínas; em uma escala menor, diferentes fontes de alimentos que proporcionam calorias exclusivamente na forma de carboidratos se diferenciam na sua suscetibilidade de serem transformados em gordura abdominal, por custarem mais para serem digeridos e terem mais fibras anexadas aos carboidratos, de modo a diminuir sua absorção.

A maioria dos profissionais de saúde (salvo meus colegas e cientistas confiáveis com pensamento crítico) acredita que alterar a composição corporal de alguém é uma questão bem simples: comer menos ou queimar mais calorias por meio de exercícios, para perder peso e gordura corporal. Para ganhar peso é preciso consumir mais calorias, e para manter o peso estável é necessário manter constante o consumo de calorias.

A questão é mais complexa do que isso, pois os diversos alimentos e macronutrientes se diferenciam quanto ao efeito termogênico e à taxa de absorção das calorias. Os macronutrientes levam a um ganho maior ou menor de gordura corporal e massa muscular. Há muito tempo a ciência mostra que carboidratos produzem maior acúmulo de gordura abdominal e visceral, em relação às proteínas e gorduras dos alimentos.

Outra variável muito importante a ser considerada são os fatores genéticos do indivíduo, sua tendência e seus limites em termos de ganho e perda de massa magra e tecido adiposo. Por exemplo, dado o mesmo consumo calórico, indivíduos ectomorfos – o biotipo magro – têm mais dificuldade de ganhar massa muscular com relação a indivíduos predominantemente mesomorfos, pessoas naturalmente musculosas. Eles precisam se esforçar mais para ter o mesmo condicionamento físico que os outros. Por outro lado, indivíduos predominantemente endomorfos, o biotipo de pessoas que possuem mais gordura corporal, terão mais dificuldades para emagrecer do que sujeitos ectomorfos ou mesomorfos, dado o mesmo consumo calórico e de mesmo teor nutricional.

Portanto, essa é uma questão muito complexa, que não pode ser predeterminada por uma equação simples, criada a partir de fórmulas e por meio de um cálculo de gasto energético estimado por um calorímetro – uma caloria é uma medida de energia estimada por esse instrumento –, que não reflete o que acontece com os alimentos ingeridos, pois a máquina humana é um organismo singular, governado pelas leis naturais das interações químicas internas. Em outras palavras, o corpo humano assemelha-se mais a um laboratório químico do que a uma conta bancária.

O famoso médico Mark Hyman atesta com sabedoria que o corpo humano não é um sistema isolado, como uma máquina física que produz energia a partir do aquecimento dos alimentos. O corpo humano é uma máquina bioquímica que produz hormônios que regulam o armazenamento de músculo e gordura em partes específicas do corpo de acordo com matérias-primas específicas, os alimentos ingeridos sob condições genéticas e externas impostas ao corpo.

Conforme afirmou um colega, Bruno da Gama:

"Se quisermos falar sobre saúde, deveremos pensar em termos biológicos e deixar a calculadora um pouco de lado, porque o corpo humano é uma máquina complexa, que não funciona simplesmente de acordo com a matemática [contagem de calorias]".

Em curto prazo, as reações hormonais decorrentes do consumo de determinados alimentos são feitas por meio da insulina, do glucagon, da adrenalina, da noradrenalina, do cortisol, entre outros. A ingestão de alimentos gera a produção de enzimas que ativam vias metabólicas que influenciam a produção de uma cascata de hormônios.

Mark Sisson, autor do best-seller *The Primal Blueprint*, biólogo e um dos pesquisadores mais proeminentes do mundo sobre o tema da nutrição, costuma falar bastante sobre o contexto do consumo dos alimentos, que pode se alterar no dia a dia. Segundo o autor:

É aí que você entra como o administrador da sua vida.
Queima de gordura, queima de glicose, queima de corpos cetônicos, armazenamento de glicogênio, armazenamento de gordura, gliconeogênese, quantidade de proteínas do corpo – todos esses processos relacionados com a energia estão acontecendo simultaneamente em cada um de nós o

tempo todo. Mas o ritmo em que esses processos acontecem é diferente em cada um de nós e pode aumentar ou diminuir (às vezes dramaticamente), dependendo de nossas circunstâncias e de nossas metas de longo prazo. Todos esses contextos utilizam os mesmos princípios baseados em genes do metabolismo energético – a máquina bioquímica que nós temos em comum –, todos eles envolvem diferentes pontos de partida, assim como diferentes metas ou resultados possíveis que muitas vezes exigem diferentes planos de ação.

Podemos alterar a taxa em que cada um desses processos metabólicos acontece simplesmente mudando o que comemos e quando comemos. Nós podemos mudar o contexto.

O valor de referência diário nacional dos Estados Unidos dirá que a proteína tem quatro calorias por grama, por isso, quando você descobrir a sua ingestão diária, as calorias do orçamento calórico devem estar em conformidade com essas 4 calorias de cada grama de proteína. Mas a proteína é utilizada pelo corpo principalmente para manter as estruturas e funções. Sim, ela pode ser queimada como combustível, mas apenas como fonte secundária, e, mesmo assim, deve ser convertida em glicose para ser utilizada. Logo, dependendo da necessidade do corpo, os primeiros 10, 20 ou 30 gramas de proteína podem ir para a reparação e para o crescimento dos tecidos – não para serem usados como energia. Será que nós, então, descontamos esses primeiros 30 gramas quando contamos as calorias?

As gorduras não são apenas combustível. Elas podem ser parte integrante de todas as membranas celulares e hormônios e podem servir de proteção para órgãos delicados. Em que ponto as gorduras que consumimos param de ser estruturais e passam a se tornar combustível calórico?

Enfim, repetidamente a dieta low-carb se mostra superior em relação à perda de peso e de gordura corporal quando comparada a dietas ricas e moderadas em carboidratos em milhares de estudos, *peer reviews* (revisões por pares) e metanálises (resumos de dezenas de estudos ou mais). Esse estado superior de queima de gordura é referido por muitos como "vantagem metabólica" – atingida pela redução da gordura abdominal e visceral (dos órgãos) e pela redução drástica dos níveis de insulina alcançada com a redução do consumo de carboidratos –, somado aos efeitos no ganho muscular por meio do consumo moderado de proteínas – e da perda de gordura corporal associada ao maior gasto energético após o consumo dessas proteínas da dieta, por meio do efeito termogênico.

Além dos fatores mencionados, a dieta low-carb funciona por meio da supressão do apetite. Em outras palavras, as pessoas que aderem a um regime de intervenção reduzido em carboidratos tendem a sentir MENOS fome do que homens e mulheres que seguem um regime alimentar misto, ou seja, com quantidades proporcionalmente iguais de macronutrientes (gordura, carboidratos e proteínas).

Um dos mecanismos pelos quais a perda de peso ocorre é por meio do controle do apetite. Ensaios clínicos consistentemente demonstram que os alimentos que promovem mais saciedade são alimentos ricos em proteína e gordura. A proteína é um macronutriente que sacia mais do que carboidrato, por conseguinte, dietas ricas em proteínas são eficientes na perda de peso e redução de gordura corporal.

Com maior satisfação pós-refeições, há uma diminuição involuntária no consumo calórico diário, como um grande corpo de evidências sugere, isto é, a tendência é sentir MENOS FOME e obter MAIS SACIEDADE por caloria consumida. No entanto, mesmo quando não há redução calórica, pode ocorrer uma melhora na composição corporal (mais massa magra e menos gordura) em comparação com uma dieta pobre em proteínas (menos de 80 g/dia), devido ao efeito termogênico das proteínas e a substituição delas pelo macronutriente mais lipogênico, os carboidratos.

Em outras palavras, alimentos como peixes, carne vermelha e frango ou qualquer outra fonte de proteína animal proporcionam mais satisfação após as refeições, levam a uma redução espontânea do apetite e, por conseguinte, a um consumo calórico diário reduzido. Isso sem contar o gasto calórico na digestão desses alimentos, que pode chegar a até 250 calorias por dia! Mais uma prova de que uma caloria não é uma caloria – entre diversas outras das quais você estará ciente durante e após o término da leitura deste livro.

Por outro lado, como descrito anteriormente, quando os carboidratos são acompanhados de gorduras na dieta, estas tendem a ser acumuladas como tecido adiposo, porém, na ausência de carboidratos, a insulina é reduzida e as gorduras consumidas serão liberadas das células de gordura do corpo.

Se uma tonelada de carboidratos acompanha a gordura diariamente nas suas refeições, é quase certo que essa gordura será armazenada como tecido adiposo, mais cedo ou mais tarde. São nove calorias por grama "no tanque" para uso futuro (ou nunca). É isso que se acumula ao longo do tempo quando você confere seu peso na balança. Por outro lado, se você tiver reduzido os carboidratos por alguns dias e sua insulina se mantiver baixa, as gorduras da refeição podem ser utilizadas para reparo celular de diversas funções estruturais do corpo e o excesso estocado nas células adiposas pode ser liberado para a corrente sanguínea, no processo de quebra e queima de gordura.

Esse processo metabólico denomina-se lipólise, em que a gordura estocada nas células adiposas na forma de triglicérides é quebrada (hidrolisada) em ácidos graxos e glicerol, os quais são transportados através da membrana celular na corrente sanguínea e posteriormente são transferidos para órgãos e queimados como energia; seja para o fígado, onde são transformados em corpos cetônicos (fonte de energia alternativa ao açúcar para o cérebro e outros tecidos), seja para o coração ou músculo esquelético, para serem convertidos em uma forma de energia chamada trifosfato de adenosina (ATP), por meio de um processo singular chamado betaoxidação.

A queima da gordura estocada no tecido adiposo é feita por meio da enzima lipase hormônio-sensível – e o principal inibidor dessa enzima para queima de gordura corporal é o hormônio insulina.

Sei que são muitos detalhes para os leigos, então, resumidamente, os estudos mostram que quando alguém mantém o consumo de carboidratos baixo por tempo suficiente, essa pessoa entra em estado de uso de gordura como principal fonte de energia, tanto a gordura dietética quanto a gordura liberada pelas células adiposas, um estado que favorece a perda de gordura corporal.

As peculiaridades das moléculas dos alimentos influenciam o corpo humano de maneira específica e singular. Um exemplo disso são as moléculas de carboidratos dos alimentos, que podem ser constituídas de glicose e frutose, como no caso do açúcar refinado e das frutas, ou apenas de glicose, como no caso dos alimentos ricos em carboidratos complexos, como arroz, batatas, tubérculos, leguminosas, grãos e farináceos.

Então, estamos nos referindo a duas moléculas diferentes quando falamos das frutas e do açúcar refinado, com a frutose e a glicose. Ambas se diferenciam muito em sua capacidade de serem metabolizadas pelo organismo, sendo que a glicose pode ser utilizada por todas as células e tecidos do corpo, enquanto a frutose só pode ser metabolizada pelo fígado. A frutose, quando comparada com outros macronutrientes, possui uma capacidade descomunal de aumentar os triglicérides no sangue, favorecendo uma condição perniciosa no corpo chamada síndrome metabólica, que vem acompanhada por um acúmulo de gordura abdominal e visceral.

Em 1970, o especialista em nutrição John Yudkin publicou um artigo polêmico para a época intitulado *Sweet and dangerous* (*Doce e perigoso*). Nos anos 1960, Yudkin conduziu uma série de experimentos que consistiam em dar açúcar e amido (grãos) para roedores, coelhos, galinhas, porcos e estudantes universitários. Ele descobriu que o açúcar aumentava os níveis sanguíneos de triglicérides (um termo técnico para gordura) de todos os participantes, o que fez com que passasse a ser considerado um fator de risco para as doenças cardíacas. O açúcar também aumentou o nível do hormônio insulina dos participantes, o que Yudkin relacionou diretamente com o aumento do diabetes tipo 2.

A combinação de glicose com a frutose do açúcar refinado e das frutas está diretamente relacionada ao aumento do ácido úrico sérico, podendo levar a hiperuricemia (acima de 400 μmol/L ou 6,8 mg/dL para homens e 360 μmol/L ou 6 mg/dL para mulheres), cujo excesso é excretado pelo rim, de modo a sobrecarregá-lo, podendo acarretar doenças como gota – que produz sintomas como dores nas articulações, nos pés ou nas pernas – e infecções renais, cálculo renal (pedra no rim) e sangue na urina. Embora na maioria dos casos o excesso de ácido úrico no sangue seja assintomático, essa é uma condição perigosa, que acomete uma boa parcela da população, seja por causa primária, resultante principalmente do consumo excessivo de frutose e álcool, seja por causa secundária, decorrente de condições preexistentes como o diabetes e resistência a insulina, também desencadeadas majoritariamente a partir do consumo excessivo de açúcar, carboidratos e/ou álcool.

Portanto, os macronutrientes se diferenciam muito em sua capacidade de induzir o ganho de peso, de gordura corporal e promover o desenvolvimento de doenças degenerativas e patologias crônicas. Além da influência dos macronutrientes na composição corporal e na saúde, alimentos "de verdade" e não processados estão repletos de micronutrientes com uma densidade nutricional que não se compara à de alimentos ricos em carboidratos (como grãos refinados e produtos processados), com fitonutrientes, vitaminas, minerais e antioxidantes que iremos abordar mais adiante. Estes também influenciam na promoção e na prevenção de doenças.

Por ora, sugiro que reflita sobre essa questão – se você estiver disposto a emagrecer sem fome e sem contar calorias, comendo comida de verdade, as evidências indicam que essa é uma boa escolha, por isso deve ser um grande passo na direção certa. Algumas décadas atrás, ninguém sabia o que uma caloria significava, e, mesmo assim, a população como um todo era substancialmente mais magra comparada à de hoje, em que obesidade e sobrepeso acometem perto de 50% da população brasileira, correlacionados a níveis colossais de distúrbios metabólicos.

Recapitulando

- Se uma tonelada de carboidratos acompanha a gordura diariamente nas suas refeições, é quase certo que essa gordura será armazenada como tecido adiposo, mais cedo ou mais tarde.
- Repetidamente, a dieta low-carb se mostra superior em relação à perda de peso e de gordura corporal em comparação com dietas ricas e moderadas em carboidratos, segundo milhares de estudos *peer reviewed* e metanálises.
- O consumo alto da frutose do açúcar e de alimentos naturalmente ricos em açúcar leva ao acúmulo de gordura no fígado e abdominal, associada à síndrome metabólica, que aumenta o risco da progressão de doenças.
- O consumo de açúcar tende a aumentar os níveis séricos de ácido úrico.

- Níveis altos de ácido úrico no sangue podem sobrecarregar o rim e causar doenças, como gota, infecções renais e cálculo renal (pedra no rim).
- Os estudos consistentemente mostram que o consumo de alimentos de verdade, ricos em proteínas bioativas, levam a uma redução espontânea do consumo de calorias.
- As proteínas causam um efeito termodinâmico no organismo, levando o corpo a gastar mais calorias para sua digestão do que outros macronutrientes (gorduras e carboidratos).
- O corpo humano não é um "sistema isolado", ou uma máquina física, mas sim um "laboratório bioquímico", que é modificado por diferentes tipos de macronutrientes consumidos.
- Alimentos ricos em carboidratos são muito mais propensos a serem convertidos em gordura corporal do que alimentos ricos em proteínas.
- Indivíduos se diferenciam em sua tolerância a carboidratos e na suscetibilidade genética de ganhar gordura ou massa magra.
- Alimentos se diferenciam entre si na sua capacidade termogênica e na quantidade total de calorias absorvidas.
- Nos alimentos como oleaginosas cruas, vegetais e legumes, menos calorias são absorvidas, devido ao seu alto teor de fibras.
- A "síndrome da contagem das calorias" tomou conta das sociedades modernas por influência dos norte-americanos a partir da década de 1980.
- Contar calorias não é uma estratégia de saúde e perda de peso pertinente para a maioria das pessoas.

3
A RAIZ DO PROBLEMA

"Carboidratos provocam a libertação de insulina no pâncreas, causando o crescimento de gordura visceral, que provoca resistência à insulina e inflamação. Níveis altos de triglicerídeos e açúcar sanguíneos danificam o pâncreas. Após anos de excesso de trabalho, o pâncreas sucumbe aos danos impostos pela glicotoxicidade, lipotoxicidade e a inflamação. Desgastando-se de modo a não produzir insulina suficiente e aumentando a glicose sanguínea – diabetes.

*– **William Davis**, em Barriga de trigo: livre-se do trigo, livre-se dos quilos a mais e descubra seu caminho de volta para a saúde."*

Estudos científicos e a relação entre o consumo de grãos processados, açúcar e doenças

Há muito tempo já se sabe que o consumo de açúcar em grandes quantidades é responsável pelo desenvolvimento de diabetes e da síndrome metabólica. Porém, diversos especialistas, como o médico William Davis, citam pesquisas sobre os efeitos dos grãos processados, particularmente do trigo, no desenvolvimento desses males. Segundo ele, os farináceos, principalmente o trigo processado, são os principais responsáveis por desenvolver essas condições em pessoas que acreditam seguir um caminho mais saudável ao incluir grandes quantidades dos "saudáveis grãos integrais" em sua dieta, e não em pessoas que os consomem em pequenas quantidades.

Isso ocorre em razão do aumento da produção de insulina gerado pelo consumo frequente de farináceos. Com o tempo, isso danifica as células pancreáticas beta, responsáveis pela produção desse hormônio. Danos repetitivos às células pancreáticas beta reduzem sua capacidade de produzir insulina, pois essas células são sensíveis e têm pouca capacidade de regeneração. Assim, uma vez reduzida a capacidade de o pâncreas produzir insulina para levar a glicose para dentro das células, maior é a quantidade de glicose no sangue, o que leva ao diabetes.

Novamente, segundo os estudos de Davis, 50 g de pão integral, o equivalente a duas fatias, são suficientes para aumentar os níveis de glicose no sangue – mais do que a mesma quantidade de calorias do açúcar refinado e muitos doces. Para consumir esse alimento sem gerar um grande aumento na produção de insulina, teríamos que comer menos de uma fatia.

Logo, o conselho que recebemos para consumir mais e mais farinha de trigo não é a solução para a epidemia de diabetes – que, segundo esperado, atingirá um em cada dois adultos americanos em um futuro próximo, e 346 milhões de pessoas no mundo. (Consumir mais açúcar e farináceos é o que causa tal situação. Excluí-los de nossa alimentação, isso, sim, nos levaria a deter o avanço da doença ou até mesmo a reverter esse cenário.)

Alimentos relacionados à síndrome metabólica

O que mudou nas últimas décadas na alimentação moderna dos americanos e dos brasileiros, além do fato de nos tornarmos cada vez mais gordos e mais diabéticos? Não parece que os pesquisadores aprenderam algo particularmente novo sobre o efeito do açúcar, dos xaropes de glicose e dos carboidratos refinados no corpo humano. No entanto, o conceito da ciência mudou: autoridades médicas passaram a aceitar a ideia de que a condição conhecida como síndrome metabólica é um fator de risco muito importante – se não o principal – relacionado a doenças cardíacas e diabetes. O centro de controle e prevenção de doenças dos Estados Unidos agora estima que mais de 75 milhões de americanos apresentam a síndrome metabólica – uma provável razão para ataques cardíacos.

No estudo chamado *The Framingham Heart Study*, um dos mais abrangentes conduzidos na história, o consumo de mais de uma lata de refrigerante por dia por 5.029 participantes foi relacionado à prevalência da síndrome metabólica. Isso coincidiu com o aumento dos níveis de triglicérides sanguíneos, colesterol LDL ("ruim"), aumento dos níveis de glicose sanguíneos em jejum e diminuição dos níveis do colesterol HDL ("bom"), além do aumento de gordura abdominal. Ou seja, todos os marcadores relacionados ao aumento do risco de desenvolvimento de doenças cardíacas – o que, juntamente com as evidências observacionais do consumo de açúcar, nos dá uma boa noção de por que o número de doenças cardíacas aumentou substancialmente nos últimos quarenta anos ou mais.

Alguns leitores devem estar questionando por que o açúcar pode levar ao desenvolvimento da síndrome metabólica, ou qual componente dele, especificamente. Há inúmeras evidências que comprovam que a molécula de frutose em combinação com a glicose no açúcar é a principal causadora dessas doenças, além de muitas outras que evidenciam também o papel dos grãos integrais processados ou refinados. Em um estudo conduzido com crianças suíças, observou-se que crianças acima do peso consumiam quantidades maiores de frutose por meio de bebidas açucaradas, como sucos e refrigerantes. Nessas crianças, o consumo de frutose foi associado a um aumento nos níveis das partículas pequenas e densas de colesterol LDL, o VLDL (very low density lipoproteins), comumente chamado de colesterol "ruim", partículas de LDL associadas ao aumento do risco de aterosclerose, ao contrário das partículas grandes e flutuantes de LDL. Em outro estudo suíço feito com 88.520 enfermeiras, o consumo de sucos açucarados foi diretamente relacionado ao aumento de gordura abdominal e doenças cardíacas.

Robin P. Bolton et al. observaram em suas pesquisas que o consumo de sucos de frutas naturais está relacionado a altas respostas glicêmicas – o que gera acúmulo de gordura – em comparação com o consumo de frutas em seu estado natural. As fibras presentes nas frutas propiciam uma queda menos brusca na glicose sanguínea; já os sucos tendem a aumentar mais o efeito chamado *craving* (desejo por carboidratos), devido à sua rápida absorção e à grande quantidade de frutose, o que não é comum na maioria das frutas em seu estado natural.

Muitos pesquisadores e médicos, como Gary Taubes e o proeminente endocrinologista Robert Lustig, por exemplo, acreditam que os sucos possuem quantidades suficientes de frutose para que em médio e longo prazos as pessoas venham a desenvolver a síndrome metabólica, se consumirem sucos em grandes quantidades junto com outros carboidratos de alto índice glicêmico. Isso é razoável e fácil de conceber, uma vez que alguns experimentos clínicos mostram que o consumo de somente 40 g ou 50 g de frutose diariamente (metade do consumo diário por pessoa nos Estados Unidos ou menos) pode levar ao desenvolvimento da síndrome metabólica nos indivíduos mais suscetíveis a desenvolver essa condição.

De acordo com o cardiologista William Davis, citado anteriormente, apesar de a frutose ser a principal responsável pelo desenvolvimento da síndrome metabólica, cortar o açúcar não resolve totalmente o problema, mas apenas um dos aspectos. Ele ressalta que as pessoas que acreditam estar seguindo um caminho mais saudável ao incluir muitos grãos integrais em sua dieta devem ficar atentas ao consumo de trigo. Em suas palavras:

> Duas fatias de pão integral aumentam o açúcar no sangue mais do que açúcar refinado, e mais do que muitos doces. Estranhamente, isso não impede os nutricionistas de encorajar as pessoas a consumir tais alimentos. Coma mais trigo e os níveis de açúcar no sangue aumentarão em magnitude e frequência. Isso leva a elevações maiores e mais frequentes dos níveis de insulina, que, por sua vez, criam resistência à insulina, a condição que leva ao diabetes.

Essas elevações nos níveis de açúcar no sangue também são danosas às delicadas células pancreáticas beta, que produzem a insulina, um fenômeno chamado glicotoxicidade. As células beta têm pouca capacidade de regeneração, portanto, um número cada vez menor de células beta saudáveis e funcionais produzirão insulina. É aí que o nível de açúcar no sangue fica persistentemente elevado, mesmo quando seu estômago está vazio: isso se traduz em pré-diabetes, seguido, em pouco tempo, pelo diabetes.

De acordo com Gerald Reaven, cientista da Universidade de Stanford especializado em diabetes, que conduziu muitos dos experimentos existentes sobre o assunto, se quiser causar resistência à insulina em ratos de laboratório, o jeito mais fácil é alimentá-los com uma dieta rica em frutose. "É um efeito muito óbvio e muito dramático", diz Reaven. Desde o começo do século XXI, cientistas têm estudado o metabolismo da frutose com resultados semelhantes e explicações bioquímicas bem coerentes. Se alimentarmos animais com frutose – ou açúcar – suficiente, o fígado deles converterá frutose em gordura os ácidos graxos saturados (ácido palmítico, para ser preciso). Após o acúmulo de gordura no fígado, tanto a resistência à insulina quanto a síndrome metabólica ocorrerão como consequência.

Agora, quanto dessas porcarias estamos comendo e bebendo e quanto tempo leva para que aconteça conosco o que acontece com os ratos de laboratório? Essa quantidade necessária é maior ou menor do que aquela que já estamos consumindo?

Atualmente, só um estudo nos Estados Unidos, conduzido por Kimber Stanhope e Peter Havel na Universidade da Califórnia, lidou diretamente com essa questão: pessoas saudáveis deveriam tomar três copos de bebidas açucaradas por dia, durante certo período, até que se descobrisse quanto tempo levaria para que a resistência à insulina e/ou a síndrome metabólica se desenvolvessem. A descoberta foi impressionante: menos de duas semanas (somente 42 refeições) foi o tempo necessário para que essas patologias se desenvolvessem, e não após mil refeições, como supunham alguns estudiosos. Havel e Stanhope estão estudando o metabolismo da frutose há mais de vinte anos, e ambos parecem muito confiantes de que essa quantidade de açúcar (três copos de sucos adoçados ou refrigerantes por dia) é suficiente para a maioria das pessoas desenvolver a síndrome metabólica em menos de duas semanas.

Mais estudos precisam ser feitos para que seja mais bem estabelecido o tempo necessário para que seres humanos venham a sofrer doenças cardíacas e diabetes, e até mesmo câncer, com tais quantidades de açúcar. Robert Lustig, como a maioria dos pesquisadores do metabolismo da frutose, acredita que essa é a principal razão pela qual sofremos um aumento súbito no desenvolvimento de câncer, doenças cardíacas e diabetes tipo 2 nas últimas décadas.

A prevalência da resistência à insulina nos Estados Unidos, de acordo com alguns estudos, está próxima de 100 milhões de americanos (no Brasil a porcentagem é similar). "Mas o que é resistência à insulina e o que ela tem a ver com a minha barriga de trigo?", muitos devem estar se perguntando. A resistência à insulina é uma disfunção metabólica que predispõe os indivíduos ao desenvolvimento de uma série de problemas de saúde, como diabetes tipo 2, doenças cardiovasculares, síndrome metabólica, ganho de peso, obesidade, entre outras doenças que afligem o homem moderno.

O que causa resistência à insulina? **Se eu pudesse resumir em poucas palavras: inflamação e predisposição genética.**

Por sorte, ou melhor, intencionalmente, cada indivíduo tem o poder de controlar a expressão dos próprios genes por meio da dieta e dos hábitos. Isso não é uma suposição, é ciência elementar.

Para começar, estudos têm demonstrado que a inflamação precede o desenvolvimento do diabetes, sendo que pessoas com níveis de inflamação crônica de baixo grau correm um risco muito mais elevado de desenvolver diabetes. Ninguém pode negar os danos causados pelo excesso de inflamação no corpo humano induzido pela dieta e pelos hábitos, no entanto, suponho que a nova peça do quebra-cabeça para você, leitor, seja o fator mencionado anteriormente: **inflamação alta causa ganho de peso e resistência à insulina.**

As citocinas inflamatórias começam a atuar nas células de gordura, e, conforme a gordura se acumula, a inflamação aumenta, como resultado do estresse oxidativo e das disfunções mitocondriais geradas nas células a partir do consumo excessivo de carboidratos, principalmente açúcar, antinutrientes como o glúten para muitas pessoas e óleos vegetais processados com alto teor de radicais livres e gorduras trans.

Em outras palavras, a barriga de trigo, de açúcar, carboidratos e óleos processados é quase que certamente uma bela "barriga inflamada"! Ou, para ser mais preciso, um corpo mais inflamado do que poderia ser.

A resistência à insulina impacta o corpo de diversas formas, não só no tecido adiposo, mas no fígado, no músculo e outros tecidos.

Em pessoas com resistência à insulina **hepática**, a insulina fica impedida de desempenhar sua função de regular a liberação da glicose no sangue, causando um estado de hiperglicemia constante. Em um fígado resistente à insulina, as células hepáticas não recebem os sinais desse hormônio, portanto, a regulação da glicose é prejudicada. Ou seja, como costumo dizer, há glicose para todo lado, aumentando mais ainda os processos inflamatórios nos tecidos do corpo.

No músculo, o metabolismo da glicose é prejudicado quando as células musculares não conseguem transportar a glicose para dentro delas. Isso resulta, com o tempo, em disfunções mitocondriais nessas células. A glicose é acumulada no sangue novamente...

No tecido adiposo, além do aumento da inflamação, a resistência à insulina causa uma liberação desregulada de gordura (ácidos graxos) na corrente sanguínea. Outros tecidos, como as células do fígado, acabam retendo essa gordura, o que leva ao estado de "fígado gordo", a esteatose hepática. O consumo de álcool e a genética podem ser os últimos culpados aqui pela gordura das vísceras, **a barriga de trigo**, como é chamada pelo notável Dr. William Davis.

Com o fígado, o tecido muscular e o tecido adiposo resistentes à insulina em decorrência de uma dieta pró-inflamatória e rica em carboidratos (glicose), a glicose sanguínea fica alta o tempo todo.

A síndrome metabólica anda de mãos dadas com a resistência à insulina, uma condição que é caracterizada pela alteração desproporcional e negativa de marcadores biológicos, como altos níveis de triglicérides (VLDL), baixos níveis do colesterol "bom" (HDL), glicemia, pressão sanguínea alta etc. Em um ilustre estudo de Kitt Falk e sua equipe, os indivíduos do estudo foram divididos em dois grupos. 1 – Pessoas resistentes à insulina; 2 – Pessoas com boa sensibilidade à insulina (o oposto), com a mesma idade, sexo e peso dos indivíduos do outro grupo. Ambos os grupos receberam duas dietas variadas em macronutrientes (gorduras, carboidratos e proteínas), mas ricas em carboidratos. O resultado foi surpreendente para muitos.

A diferença dos marcadores de saúde dos indivíduos com resistência à insulina (no mínimo 100 milhões de americanos apresentam essa condição) em comparação com os indivíduos metabolicamente saudáveis ao longo do dia foi chocante. Os triglicérides, a glicose e a insulina plasmática ficaram substancialmente mais elevados ao longo do dia nos indivíduos resistentes à insulina com relação aos indivíduos metabolicamente saudáveis.

Houve uma notável piora nos marcadores de saúde ao longo do dia nos participantes resistentes à insulina quando consumiram carboidratos, com relação aos participantes sem resistência à insulina (melhor sensibilidade). A resistência à insulina aumenta o processo chamado **lipogênese de novo**, responsável por converter o excesso de carboidratos em triglicérides (VLDL), gordura corporal e no fígado (dando origem ao fígado gordo, ou esteatose hepática). Nas palavras dos autores do estudo:

"Esses dados têm várias implicações importantes para o papel da resistência à insulina no músculo esquelético, na patogênese da síndrome metabólica e no diabetes tipo 2. Em primeiro lugar, os dados são consistentes com a hipótese de que a resistência à insulina no músculo esquelético promove dislipidemia aterogênica, promovendo a conversão de energia a partir de carboidratos ingeridos em *lipogênese de novo hepática* e o aumento da produção de VLDL[1]".

Esse fenômeno é frequentemente citado na literatura científica.

Outro exemplo é um estudo feito em 2007, no qual mulheres foram selecionadas de acordo com seu grau de sensibilidade à insulina. Esse estudo clínico e randomizado incluiu quatro dietas durante o período de um ano. Entre elas, os cientistas selecionaram duas dietas completamente opostas:

1. A dieta Ornish, rica em carboidratos e pobre em gordura.
2. A dieta Atkins, pobre em carboidratos e rica em gordura.

Resultado do estudo:

Foram perdidos 4,5 quilos ao longo de um ano no grupo de participantes com BAIXA resistência à insulina com uma dieta rica em carboidratos, em comparação a 6 quilos perdidos com a dieta low-carb.

Em contrapartida, somente 1 quilo foi perdido em um ano no grupo de participantes com ALTA resistência à insulina com uma dieta rica em carboidratos, em comparação a 6 quilos perdidos com a dieta low-carb.

O resultado desse e de outros estudos feitos com pessoas resistentes à insulina foi elegantemente representado por Tim Noakes, uma das principais autoridades low-carb internacionais.

O modelo de Noakes: quanto MAIOR a resistência do organismo à insulina, MENOR a tolerância aos carboidratos e menor a perda de peso ao consumi-los.

Para complementar a sua compreensão sobre o tema, com base na literatura, digo que é possível ser saudável com alta **resistência à insulina,**

---

[1] https://jamanetwork.com/journals/jama/fullarticle/205916

contanto que a alimentação seja mais compatível com o perfil metabólico dos indivíduos que apresentam essa condição – uma alimentação pobre em carboidratos.

A dieta rica em carboidratos comparada à dieta mediterrânea e à low-carb

Em outro ensaio clínico marcante, feito em 2008 e publicado no periódico *The New England Journal of Medicine*, ao longo de um período de dois anos foram determinadas aleatoriamente a 322 sujeitos moderadamente obesos uma destas três dietas: **com baixo teor de gordura e com restrição calórica; mediterrânea com restrição calórica; e uma dieta pobre em carboidratos e sem restrição calórica.** Os participantes eram homens com idade média de 52 anos e índice de massa corporal 31.

Nas palavras dos autores do estudo:

"A dieta mediterrânea e dietas pobres em carboidratos são alternativas eficazes com relação a dietas com baixo teor de gorduras. Os efeitos mais favoráveis sobre os lipídios (com a dieta pobre em carboidratos) e sobre o controle da glicemia (com a dieta mediterrânea) sugerem que as preferências pessoais e considerações metabólicas podem orientar o uso individualizado de intervenções dietéticas".

A dieta pobre em gordura foi muito inferior em um período de dois anos com relação às duas dietas ricas em gordura, a low-carb e a mediterrânea. A dieta low-carb foi ligeiramente superior à dieta mediterrânea ao longo de dois anos, porém foi muito superior a ela durante o primeiro ano.

Quer mais evidências da vantagem da dieta low-carb? Em um estudo feito em 2001, também publicado no *The New England Journal of Medicine*, 132 indivíduos do centro médico de veteranos da Filadélfia, nos Estados Unidos, foram selecionados aleatoriamente para seguir uma dieta low-carb e uma dieta rica em carboidratos. **Resultado:** ao longo de seis meses, a perda de peso com a dieta pobre em carboidratos foi MUITO superior.

- A conclusão do estudo foi de que o grupo de participantes que seguiu a dieta low-carb perdeu substancialmente mais peso: **cerca de três vezes mais.**

- Houve também uma diferença estatisticamente significativa em vários biomarcadores, sendo que os triglicérides diminuíram 38 mg/dl no grupo que seguiu a dieta low-carb, com relação a **apenas 7 mg/dl** no grupo que seguiu a dieta rica em carboidratos e pobre em gordura.
- A sensibilidade à insulina **melhorou** na dieta low-carb e ficou um pouco **pior** na low-fat (pobre em gorduras).
- Em decorrência do consumo menor de carboidratos, houve **redução nos níveis de glicose no sangue em jejum mais que cinco vezes maior com a dieta low-carb** (-26 mg/dl) em comparação com a dieta rica em carboidratos (-5 mg/dl).
- De acordo com as minhas expectativas, os níveis de insulina DIMINUÍRAM muito mais no grupo low-carb, 27% de redução, enquanto na dieta alta em carboidratos houve um leve AUMENTO.

Sete indivíduos no grupo da dieta pobre em carboidratos, ao longo de seis meses, reduziram a dose de medicamentos hipoglicemiantes orais ou insulina.

Agora, imagine o que aconteceu com os sujeitos do grupo que seguiu a dieta com alto consumo de carboidratos: NADA! Uma diferença estatisticamente insignificante. Uma pessoa até mesmo teve que iniciar uma terapia medicamentosa para a glicemia. Repito: a dieta rica em carboidratos se mostrou péssima, principalmente para indivíduos com alta resistência à insulina. Note a melhora na sensibilidade à insulina em indivíduos sem diabetes com a low-carb nesse mesmo estudo:

"A sensibilidade à insulina foi medida apenas em indivíduos sem diabetes. Entre esses indivíduos, aqueles que seguiram a dieta pobre em carboidratos apresentaram maior aumento na sensibilidade à insulina do que aqueles que seguiram a dieta de baixo teor de gordura (6% ± 9% vs. -3% ± 8%, P = 0,01). Essa diferença permaneceu significativa após ajuste de variáveis de linha de base (P = 0,001). Em um modelo ajustado para a quantidade de peso perdido e variáveis de linha de base, a utilização da dieta pobre em carboidratos (P = 0,01) e a quantidade de peso perdido (P < 0,001) foram preditores independentes de uma melhora na sensibilidade à insulina. A comparação dos sujeitos de cada grupo demonstrou uma uniforme, porém não significativa, maior melhora na sensibilidade à insulina entre aqueles indivíduos que seguiram a dieta de baixo teor de carboidrato".

É importante ressaltar que esse estudo demonstrou também que, quanto **maior** o grau de sensibilidade à insulina do indivíduo, **menor** a variação no controle da glicemia entre dietas diferentes, o que demonstra a diferença entre o grau de tolerância aos carboidratos conforme características genéticas e o grau de comprometimento metabólico do indivíduo. Muito condizente com o modelo empregado por Noakes e com o resto da literatura. Você já se indagou em qual categoria você se encontra?

Como identificar os riscos de desenvolvimento da síndrome metabólica?

O primeiro sintoma que os médicos são treinados a identificar para diagnosticar a síndrome metabólica é o aumento da cintura. Isso significa que, se você está acima do peso, há uma grande probabilidade de ter uma síndrome metabólica. E esse é um dos motivos pelos quais você tem mais chances de sofrer um ataque cardíaco ou se tornar diabético (ou ambos) se comparado a quem não está acima do peso, embora indivíduos magros, com frequência menor, também possam ter a síndrome metabólica e apresentar maior risco de desenvolver outras doenças do que indivíduos magros sem a síndrome.

Ter uma síndrome metabólica significa que provavelmente as células do seu corpo estão ativamente ignorando as ações do hormônio insulina – a condição abordada chamada tecnicamente de *resistência à insulina*, muito associada à síndrome metabólica. O excesso da produção de insulina e triglicérides e uma baixa produção de partículas densas de colesterol, o HDL, são as principais características dessa síndrome.

Recapitulando

- A síndrome metabólica é uma condição de saúde perigosa, que expõe os indivíduos a um maior risco de desenvolver doenças cardiovasculares.
- Níveis altos de colesterol "ruim" (VLDL), de glicose sanguínea e de insulina e níveis baixos do colesterol "bom" (HDL) e gordura no fígado e nos órgãos caracterizam a síndrome metabólica.

- Experimentos clínicos atestam que o jeito mais fácil de causar a progressão da síndrome metabólica em animais e humanos é por meio de uma dieta rica em carboidratos e pobre em gordura.
- O colesterol "bom", HDL, é aumentado com o consumo da gordura dos alimentos naturais, enquanto os níveis de triglicérides ou "colesterol ruim" (VLDL) sobem dramaticamente com um alto consumo de carboidratos.
- A resistência à insulina é um estado metabólico em que as células de diferentes tecidos estão ativamente ignorando as ações do hormônio insulina, de modo a sobrecarregar o pâncreas.
- A prevalência da resistência à insulina nos Estados Unidos chega perto de 80 milhões de americanos, e no Brasil o percentual é similar.
- Ao sobrecarregar as células beta no pâncreas, o risco de diabetes é exponencialmente aumentado.
- A resistência à insulina está muito associada à síndrome metabólica.
- Milhares de ensaios clínicos, randomizados e metanálise demonstram os benefícios da dieta low-carb em diversos parâmetros de saúde, e a perda de peso é uma dessas variáveis.
- Experimentos feitos comparando a dieta low-carb e outras dietas demonstram maior perda de peso em curto, médio e longo prazos (por questões financeiras, poucos estudos controlados são conduzidos em longa duração com dietas).
- Farináceos, açúcar e produtos refinados são fontes extremamente densas de carboidratos, que propiciam o surgimento de transtornos metabólicos.
- As moléculas de frutose do açúcar em ação bioquimicamente sincronizada com a glicose desse macronutriente agem no fígado de modo que a gordura seja estocada.
- A inflamação alta é um dos mecanismos por trás do ganho de peso e da resistência à insulina.
- A inflamação aumenta nas células adiposas conforme a gordura se acumula nelas, levando a um estado de disfunção e estresse celular.

4
BARRIGA DE TRIGO, SÍNDROME METABÓLICA E RESISTÊNCIA À INSULINA

Muitos animais, como os primatas, aproveitam o verão para comer muitas frutas selvagens e acumular gordura visceral e subcutânea para sobreviver às estações mais frias do ano. Porém, os seres humanos não estão mais engordando levemente durante o verão, como ocorre em populações tradicionais de humanos caçadores e coletores de climas tropicais e temperados, mas, sim, comendo carboidratos o dia todo e durante o ano inteiro! Isso condiz com os dados estatísticos de que mais de 50% da população está obesa e acima do peso. Igualmente, o que acontece quando macacos e animais de zoológico consomem o ano inteiro alimentos que não são compatíveis com a dieta do próprio nicho ecológico, no qual a espécie conviveu e evoluiu por cerca de dezenas ou centenas de milhares de anos?

Você acertou! Eles se tornam obesos e desenvolvem **a síndrome metabólica e resistência à insulina, do mesmo jeito que humanos.** E isso vem acompanhado de muita gordura corporal.

Alguns estudos feitos com animais de zoológico confirmam tal fenômeno com a glicotoxicidade (toxicidade do açúcar e dos carboidratos) quando eles consomem grãos, como no caso da maioria dos animais de zoológico, ou frutas em abundância, para os primatas. Já os animais polares, como ursos, são genética e fisiologicamente programados a desenvolver resistência à insulina, hipotireoidismo e obesidade durante o inverno, no período de hibernação e escassez de alimentos, quando ficam semanas ou meses dormindo sem interrupção. Nesse caso, esse fenômeno metabólico ocorre sem a presença de açúcar (não há frutas nas regiões polares), e, a fim de que o organismo alcance o objetivo de economia energética, ocorre uma endotermia, processo metabólico que reduz a temperatura corporal dos ursos-polares, após uma diminuição da sua taxa metabólica.

Os ursos podem reduzir sua taxa metabólica basal em até 75% para engordar bastante antes do inverno polar. Isso significa que, dada a mesma quantidade de animais marinhos consumidos no inverno, eles se tornam geneticamente programados a engordar muito mais por caloria consumida para sobreviver ao inverno.

A **relação entre o hipotireoidismo e a resistência à insulina não é atribuída apenas** a **animais obesos e/ou resistentes à insulina, mas ocorre claramente nos seres humanos**, sendo que muitos cientistas do metabolismo humano estimam que em torno de 40% dos indivíduos com resistência à insulina têm a função da tireoide prejudicada. Em seres humanos, alguns estudos apontam que a taxa metabólica basal pode ser reduzida em 20%-40% em indivíduos acima do peso e resistentes à insulina, quando consomem uma dieta caloricamente restrita e pobre em proteínas, mantendo o indivíduo acima do peso em meio à restrição calórica.

Em outras palavras, muitas pessoas estão gordas e famintas, e a solução para isso eu já estou cansado de repetir: é perder peso SEM FOME e sem se impor uma diminuição na taxa metabólica basal, comendo COMIDA DE VERDADE, low-carb e com quantidades ótimas de proteínas para promover saciedade.

A alternativa a uma dieta pobre em carboidratos e moderada em proteínas é uma dieta rica em carboidratos e moderada ou pobre em proteínas, uma vez que nutrição é um **jogo de soma zero,** não há como reduzir as gorduras em uma dieta sem reduzir os carboidratos dentro do mesmo contexto calórico, salvo no caso de dietas ricas em proteínas e pobres nesses dois macronutrientes restantes, que dificilmente são sustentadas em longo prazo. Isso é uma questão de matemática. Entretanto, uma dieta rica em carboidratos estimula a produção de insulina, de modo a gerar o acúmulo de gordura corporal por meio de um processo metabólico chamado *lipogênese de novo*.

A sobrecarga das células beta no pâncreas, com a produção constantemente alta de insulina decorrente dos níveis excessivos de glicose no sangue, para transportar essa glicose sanguínea através das membranas celulares, além do ganho de gordura corporal, pode levar a resistência à insulina, pré-diabetes e, posteriormente, se o estímulo se mantiver consistente e excessivo, ao diabetes.

Efeitos do açúcar e dos farináceos sobre a resistência à insulina e a síndrome metabólica

A resistência à insulina está intrinsicamente ligada à síndrome metabólica, de modo a precedê-la, antes que se torne preponderante. O físico Gary Taubes descreve de maneira elegante a relação passional entre esses distúrbios metabólicos, e minhas descrições anteriores sobre a relação entre a produção alta e constante de insulina no surgimento da resistência das células à ação desse hormônio e posteriormente o diabetes, nos indivíduos geneticamente propensos.

Não são todas as pessoas com resistência à insulina que se tornam diabéticas, mas algumas continuam a secretar insulina suficiente para superar a resistência das células ao hormônio. Porém, níveis excessivamente elevados de insulina no organismo trazem efeitos prejudiciais por si só – as doenças cardíacas. As consequências são o aumento dos níveis de triglicérides e da pressão sanguínea, a diminuição nos níveis do colesterol HDL (reconhecido por muitos atualmente como o "colesterol bom"), o que mais tarde piora a resistência à insulina – isso, então, é a síndrome metabólica.

Estimativas feitas por publicações médicas e instituições independentes americanas indicam que a estimativa da taxa de prevalência da síndrome metabólica nos Estados Unidos, ou seja, o número de pessoas que atualmente apresenta a síndrome metabólica, está em torno de 73 milhões de habitantes, o equivalente a um quarto da população. No Brasil, a prevalência está em torno de 46 milhões de pessoas, ou, aproximadamente, 23% da população.

A síndrome metabólica é uma combinação de distúrbios que, juntos, podem resultar em diabetes e problemas cardiovasculares. Segundo a Organização Mundial da Saúde (OMS), os critérios para a doença ser reconhecida são: incidência de diabetes, intolerância à glicose, níveis muito altos de glicose em jejum, resistência à insulina, alta pressão sanguínea (≥ 140/90 mmHg) e circunferência abdominal com relação aos quadris (0,9 para homens e 0,85 para mulheres). Este é um cálculo que divide o tamanho da cintura (2 dedos acima do umbigo) pelo tamanho do quadril (parte mais larga do quadril). Além desta relação, a OMS recomenda que a cintura não ultrapasse 88 cm nas mulheres e 102 cm nos homens. Já a Associação Americana do Coração define a síndrome metabólica quando um indivíduo possui cintura larga, triglicérides elevados, níveis de colesterol HDL ("bom") reduzidos, pressão alta e alto nível de glicose em jejum.

A síndrome metabólica é uma doença relativamente fácil de curar, se a pessoa afetada estiver disposta a fazer algumas mudanças em seus hábitos. Há diversos estudos feitos com grupos de pessoas, assim como com animais, que provam que a cura pode ser alcançada em poucos meses ou semanas, dependendo do caso.

Uma dieta low-carb reduz drasticamente a produção de insulina

A insulina é provavelmente o hormônio mais ativo no processo da lipogênese, no ganho de gordura corporal. Em uma versão resumida:

Carboidratos = + insulina = + sobrepeso e obesidade.

Como já enfatizado anteriormente, algumas pessoas são mais suscetíveis geneticamente a ganhar peso comendo carboidratos do que outras. Em outras palavras, algumas pessoas toleram mais os carboidratos do que outras, seja devido aos genes, mais cópias do gene AMY1, responsável por produzir mais amilase salivar, enzima com a função de digerir os carboidratos na saliva e no estômago, seja devido à maior capacidade natural de regular a glicose sanguínea, histórico de comprometimento metabólico do indivíduo com uma dieta ruim e rica em carboidratos, entre outros.

Contudo, o fator-chave, ou o denominador comum no gatilho dos processos de comprometimento metabólico, é a insulina alta, que é estimulada pelo consumo de carboidratos de maneira mais evidente do que com o consumo de proteínas e mais ainda do que com os ácidos graxos, a gordura dietética.

Entre muitos estudos feitos com o intuito de medir a insulina produzida a partir de dietas diferentes, no de Boden et al. constatou-se a enorme diferença na partição desses nutrientes em dietas isocalóricas (2.000 calorias) com diferentes macronutrientes. Compare a diferença entre a produção de insulina (hormônio responsável pelo armazenamento de gordura corporal) ao longo do dia na dieta low-carb com relação a duas outras dietas ricas em carboidratos diferentes: a produção de insulina na dieta low-carb foi cerca de **duas a três vezes inferior** à das duas dietas ricas em carboidratos.

No famoso *Framingham Offspring Study* (estudo de gerações de Framingham), no período de 1991 a 1995, foram examinados 2.500 indivíduos a fim de se identificar a relação entre o consumo de bebidas com açúcar – como refrigerantes e sucos – e a sensibilidade à insulina. Descobriu-se, então, que o consumo desses alimentos está diretamente relacionado aos altos níveis de insulina em jejum; isso significa que, em longo prazo, aumenta de modo significativo o risco de desenvolvimento da síndrome metabólica.

Esse é um conceito muito básico, apresentado nos jornais de endocrinologia desde o início do século passado. A insulina é um hormônio que causa o armazenamento de gordura, e a maneira mais simples e eficaz de reduzir os níveis de insulina é comendo menos carboidratos. No entanto, para uma parcela pequena da população é possível ter níveis de insulina razoavelmente altos e manter-se magro – atletas geneticamente equipados com uma boa capacidade natural de metabolizar a glicose e utilizá-la como fonte de energia, de modo que toda a insulina seja direcionada para transportar o excesso de glicose para uso energético no tecido muscular, em vez de ser convertida em gordura corporal. Nesse caso, o aporte calórico dos carboidratos está sendo queimado como combustível para o músculo em reação com o oxigênio nas células musculares, formando trifosfato de adenosina (ATP).

Porém, creio que vale a pena salientar o fato de que a grande maioria das pessoas, incluindo boa parcela dos atletas, não possui a maquinaria genética necessária para queimar carboidratos excessivamente como energia, não acumular gordura corporal e sair metabolicamente ileso.

Portanto, por via de regra, mais carboidratos levam a um aumento dos níveis de insulina, que na grande maioria dos casos leva ao acúmulo de gordura corporal. Mais adiante, iremos investigar com mais detalhes o limite de açúcar e carboidratos que a literatura científica indica ser mais seguro consumir em âmbito populacional.

Walter Glinsmann, ex-diretor de nutrição clínica da FDA (órgão que regula as regras referentes a alimentos e drogas nos Estados Unidos), relatou em entrevista ao New York Times que açúcar e xaropes de glicose podem ser tóxicos, porém, assim como qualquer substância, se consumidos em doses "exageradas", ou seja, doses incomuns para o ser humano. A questão sempre foi: em qual dose o açúcar passa de inofensivo a prejudicial? Quanto podemos consumir antes que isso ocorra?

Quando Glinsmann disse que não existiam evidências conclusivas para o nível máximo de açúcar a ser consumido antes de se tornar prejudicial, ele e sua equipe estimaram que até 20 quilos de açúcar por ano podem não ser prejudiciais para a maioria das pessoas, além do que já consumimos em frutas e vegetais. Isso equivale a aproximadamente 40 g por dia de açúcar adicional (açúcar refinado ou xarope de glicose), meia lata de Coca-Cola ou dois copos de suco de maçã. Se essa quantidade fosse de fato o que a maioria dos americanos consome, os nutricionistas estariam felizes.

A quantia de 40 g de açúcar por dia parece ser menos da metade do que os analistas do Departamento de Agricultura dos Estados Unidos estimam que os americanos consomem. Desde 2000, calcula-se que os americanos passaram a consumir pouco mais de 100 g de açúcar por dia, e as estimativas desse órgão costumam ser as mais confiáveis – consumo similar ao dos brasileiros, de acordo com os relatórios do IBGE de 2005 e 2009 que examinei. Dito isso, há algo de que temos absoluta certeza: esse consumo de açúcar em nível nacional não é seguro.

Contraste com indivíduos em populações tradicionais pelo globo

Esse aumento no consumo de açúcar e carboidratos refinados nas últimas décadas, no Brasil e nos Estados Unidos, coincide com a crescente epidemia de obesidade e diabetes na última década. Eis aí mais uma razão para que o açúcar (refinado ou xarope de glicose) seja apontado como o culpado pelo problema. Em 1980, aproximadamente 1 em cada

7 americanos era obeso, e quase 6 milhões (2,2% da população) eram diabéticos. No começo do século XXI, quando o consumo de açúcar aumentou drasticamente, 1 em cada 3 americanos era obeso, e perto de 20 milhões (7% da população) eram diabéticos. Hoje em dia, de acordo com os dados estatísticos de 2015 do governo, perto de 11% da população americana é diabética.

A correlação entre o consumo de açúcar e o diabetes é o que se chama de *evidência circunstancial*. As evidências são óbvias, ainda mais pelo fato de que a última vez que houve um aumento no consumo de açúcar nos Estados Unidos, ele também foi associado a um aumento de diabetes.

Os resultados do prestigioso estudo realizado pela National Health and Nutrition Examination Surveys (NHANES), nos Estados Unidos, indicam que houve um grande aumento de carboidratos na dieta dos americanos entre 1974 e 2000, sendo que a ingestão de carboidratos pelos homens aumentou de 42% para 49% e, pelas mulheres, subiu de 45% para 52%, e disparou no pódio do macronutriente mais consumido no país, o que está diretamente relacionado com o aumento exponencial da taxa de obesidade. Novamente, de acordo com os dados do IBGE, no Brasil, o consumo médio de carboidratos é de 53%-58% das calorias diárias, e os níveis de síndrome metabólica no país são similares aos dos norte-americanos. Diante desse consumo exagerado de carboidratos, 99,5% diferente do padrão de consumo dos nossos ancestrais, a população é severamente prejudicada, como os dados estatísticos do governo americano mostram em conjunto com a literatura científica.

Os níveis de obesidade nos Estados Unidos duplicaram nos últimos quarenta anos, após o estabelecimento de diretrizes nutricionais que recomendavam o aumento no aporte de carboidratos, com aproximadamente 13% da população obesa no início da década de 1970 e um salto enorme para 33% no ano 2000.

Sabemos há muito tempo que dietas ricas em carboidratos, mais notavelmente em carboidratos refinados e açúcar, são altamente problemáticas para diabéticos. O pesquisador Hussain e colegas compararam a dieta cetogênica muito pobre em carboidratos, chamada VLCKD (*very low carbohydrate ketogenic diet*), com uma dieta moderada em carboidratos, porém baixa em calorias, por seis meses. Os resultados foram notavelmente distintos entre os dois grupos. Os participantes atingiram em média 6,2% de glicose sanguínea (representada pela hemoglobina glicada HbA1c) na comparação com a dieta baixa em calorias e moderada em carboidratos (quando a dieta é baixa em calorias, os carboidratos são automaticamente reduzidos), em que se alcançou uma média de 7,5% de HbA1c. Ou seja, um valor de mais de 20% na glicose dos participantes que reduziram as calorias, mas não reduziram carboidratos suficientemente.

Vale a pena lembrar que a redução da glicose sanguínea – e, por conseguinte, a menor necessidade de insulina exógena injetada no sangue – é o principal fator a ser administrado na redução da progressão da doença ou até mesmo na eliminação total dos sintomas. As dietas de baixo teor de carboidrato no tratamento do diabetes e da síndrome metabólica têm sido feitas sem efeitos colaterais significativos, com certeza menores do que com o tratamento com drogas, e com benefícios imediatos, como a regulação da glicose sanguínea, perda de peso e melhora em diversos biomarcadores de saúde.

Pelo menos meia dúzia de estudos muito criteriosos (até onde eu examinei) demonstram que a redução drástica do consumo de carboidratos é a alternativa dietética mais eficaz no tratamento do diabetes, sendo capaz de curar totalmente uma parcela substancial dos pacientes com diabetes tipo 2 dentro de meses, e mais da metade dos participantes conseguiu reduzir drasticamente a terapia medicamentosa e o uso da insulina. No caso do diabetes tipo 1, que não tem cura, em um estudo recente foi possível reduzir a aplicação de insulina em 50%, em média, em algumas dezenas de participantes, em um período de 12 meses. Dada a severidade dos efeitos colaterais das doses altas de insulina e o fracasso das terapias medicamentosas, tal intervenção dietética se torna primordial para o alívio ou a cura dessa doença perniciosa e debilitante.

No começo dos anos 1920, muitos especialistas em diabetes dos Estados Unidos e da Europa – incluindo Frederick Banting, que ganhou o prêmio Nobel de Medicina e Fisiologia em 1923, pela descoberta do hormônio insulina – suspeitavam que o açúcar causasse diabetes, baseando-se em estudos feitos com animais e nas observações de populações em que o consumo de açúcar era raro e o nível de diabetes muito baixo.

No entanto, até mesmo antes de 1920, Moses Barron e muitos outros pioneiros nesse campo de pesquisa já estudavam a relação entre o pâncreas e o diabetes, sendo que Banting utilizou o material de pesquisa de Barron para desenvolver sua própria teoria, com a qual recebeu o prêmio Nobel citado em 1923. Desde os primórdios, no entanto, no início do século XIX, na década de 1820, Tiedemann e Gmelin já conheciam o papel de alimentos ricos em amido na conversão de açúcar na corrente sanguínea através do intestino, e, em seguida, o fisiologista Claude Bernard, em 1857, descobriu que, como consequência do consumo de carboidratos, ocorre seu acúmulo no fígado na forma de glicogênio, e esse açúcar é secretado novamente na corrente sanguínea. Essas foram as primeiras confirmações do papel dos carboidratos e do açúcar sanguíneo no surgimento da patologia do diabetes, fenômeno que mais tarde ajudou nas descobertas de Moses Barron e Frederick Banting.

Recapitulando

- A resistência à insulina aumenta o processo chamado **lipogênese de novo,** responsável por converter o excesso de carboidratos em colesterol "ruim" (VLDL), gordura corporal e hepática (torna o fígado gordo).
- Muitos animais de zoológico engordam e desenvolvem resistência à insulina quando alimentados à base de grãos e frutas ricas em carboidratos, em vez de uma alimentação natural, adequada ao seu nicho ecológico.
- O excesso de glicose no sangue é um dos sintomas da resistência à insulina e do diabetes.
- O jeito mais fácil e efetivo de reduzir a glicose sanguínea é por meio da restrição de carboidratos.
- Altos níveis de glicose sanguínea, representada pela hemoglobina glicada, aumentam o risco de doenças cardiovasculares.
- Os dados estatísticos demonstram correlação entre o aumento do consumo de carboidratos nos Estados Unidos e a epidemia da obesidade.

- O consumo de açúcar diário do brasileiro e do americano está na faixa de 100 g por dia, comparado a um consumo de menos de 40 g por dia quando a obesidade representava uma parcela pequena da população.
- Em torno de 30% dos americanos são obesos hoje em dia, em comparação a 11% no começo da década de 1960.
- No começo do século XX, entre 1% e 2% da população americana era diabética, em contraste com 11% da população atualmente, de acordo com dados do governo.
- A síndrome metabólica é desencadeada pelo consumo excessivo de carboidratos.
- Experimentos mostram que diabéticos do tipo 2 podem reduzir drasticamente o uso da insulina por meio da dieta low-carb e, em muitos casos, até se curar da doença.
- A dieta low-carb reduz a insulina ao longo do dia mais do que qualquer outra dieta, seja hipocalórica ou não.
- A dieta low-carb é um meio mais efetivo de reduzir os triglicérides e aumentar o HDL.
- Atletas tendem a tolerar mais os carboidratos, no entanto, muitos ainda podem desenvolver resistência à insulina ou até mesmo se tornar diabéticos.

5
EMBASAMENTO CIENTÍFICO DAS DIETAS

Ao longo dos anos, o interesse da população em nutrição e na questão da sustentabilidade dos meios de produção de alimentos aumentou consideravelmente. Informações sobre alimentação na internet vêm nos condicionando a valorizar este hábito – comer muito arroz e feijão, pães integrais, frutas, sucos e verduras. A partir daí o mercado passou a investir nessa tendência, por meio do desenvolvimento de linhas de produtos que se enquadram nesse perfil, sendo exemplos produtos como soja, barrinhas de cereal, aveia e outros. Apesar da maior consciência da população quanto à importância da nutrição, o nível de doenças crônicas e degenerativas, como obesidade, diabetes, artrite e câncer, vem crescendo consideravelmente junto com essa tendência.

Neste capítulo iremos analisar os principais e mais criteriosos estudos que refutam fortemente o argumento de que carboidratos "naturais" em abundância representam o Santo Graal da perda de peso. Existe grande abundância de estudos mostrando a superioridade da dieta low-carb na perda de peso, composição corporal, marcadores cardiovasculares e de saúde em comparação com dietas de alto e médio teor de carboidratos. Embora um número crescente de estudos demonstre a superioridade da dieta low-carb clinicamente usada (em alguns casos não tão restrita em carboidratos) com relação à dieta mediterrânea e à dieta rica em carboidratos, curiosamente, a dieta mediterrânea, muito testada nos experimentos clínicos, se mostra quase sempre superior na perda de peso em relação à dieta rica em carboidratos, mas, quando comparada à dieta paleolítica, ou à low-carb, fica atrás. Novamente, o denominador comum das dietas dominantes na literatura é a restrição dos carboidratos, e aparentemente há uma correlação direta entre o grau de restrição de carboidratos e o nível de sucesso de uma dieta.

A ordem dos estudos, embora nem sempre exata, é a seguinte: a dieta low-carb, com até 20% das calorias na forma de carboidratos, se mostra superior na perda de peso comparada à dieta paleolítica, que geralmente se enquadra na faixa de 30% das calorias na forma de carboidratos nos ensaios clínicos controlados. A dieta mediterrânea utilizada usualmente como estudo inclui perto de 40% das calorias na forma de carboidratos. É claro que há outras peculiaridades nas diferentes dietas empregadas nos estudos, contudo, estou estritamente relatando o denominador comum estimado com base em centenas de estudos que analisei ao longo dos anos como pesquisador científico. Algumas dezenas desses estudos foram reportadas em meu blog e outros em meu primeiro livro, *A dieta dos nossos ancestrais*, no entanto, aproximadamente uma dúzia desses estudos específicos sobre a dieta low-carb eu pretendo abordar neste livro.

Em um estudo muito abrangente, publicado no periódico *Obesity Reviews* em 2012, por exemplo, foi feita uma metanálise de 17 estudos low-carb, que em média constataram que não há alterações nos níveis de colesterol LDL dos participantes, embora aumente um pouco em alguns indivíduos e diminua em outros. Contudo, obviamente, houve uma melhora substancial em todos os fatores de risco de desenvolvimento de doenças, como aumento do colesterol "bom" (HDL), diminuição dos níveis de triglicérides, insulina, glicose em jejum, pressão sanguínea, perda de peso/gordura visceral (abdominal). E diminuição nos níveis da proteína C reativa, que, assim como a gordura visceral, é um indicador de inflamação e infecção relacionada à aterosclerose.

Além desses, existem centenas de estudos e mais metanálises que fornecem resultados muito coerentes entre si. Bem-vindo à ciência da nutrição!

Em um estudo conduzido pelo centro médico da Universidade de Duke, nos Estados Unidos, 120 participantes adultos e obesos foram selecionados aleatoriamente e divididos em dois grupos, sendo um para uma dieta pobre em carboidratos (low-carb) e o outro para uma dieta com pouca gordura, colesterol (exógeno) e pobre em calorias.

Para o grupo dos participantes que seguiram a dieta low-carb, foram permitidas quantidades ilimitadas de alimentos de origem animal (carne, aves, ovos, peixe e mariscos), 100 gramas de queijo duro, duas xícaras de hortaliças, como alface, espinafre ou aipo, e uma xícara de vegetais sem amido, como brócolis, couve-flor e aspargos. Não houve nenhuma limitação sobre as calorias totais nesse grupo, porém os carboidratos foram mantidos abaixo de 20 gramas por dia no início da dieta. Já quanto à dieta rica em carboidratos e pobre em gordura, houve para os participantes uma recomendação de consumo de 500 a 1.000 calorias a menos do que consumiam antes.

Em geral, ambas as dietas tiveram efeitos positivos, obviamente, pois os indivíduos eram obesos, contudo os participantes do grupo low-carb foram muito mais favorecidos. Os resultados foram os seguintes:

- Embora os níveis de triglicérides tenham melhorado significativamente em ambos os grupos, diminuíram 74,2 pontos no grupo low-carb e 27,9 pontos no grupo com baixo teor de gordura, ou seja, menos da metade que o grupo low-carb.
- Aumento de 5,5 pontos nos níveis de colesterol HDL na dieta low-carb, uma mudança significativa, enquanto os indivíduos que seguiram a dieta de baixo teor de gordura não obtiveram uma mudança significativa.
- Os níveis de colesterol LDL não se alteraram significativamente nos dois grupos, mas pequenas partículas de LDL (VLDL), um indicador de doenças cardíacas, diminuíram em torno de 20 pontos em ambos os grupos.

Nas palavras do autor do estudo, Eric Westman, professor de medicina do centro médico da Universidade de Duke: "A dieta pobre em carboidratos tem um efeito favorável sobre o risco cardíaco". "É possível que o denominador comum de ambas as dietas seja a ausência de açúcar e de carboidratos refinados."

Alguma dúvida de que não há relação entre o colesterol consumido (exógeno) e o colesterol produzido pelo organismo (endógeno)? Vamos ao próximo estudo.

Melhora pronunciada no peso e no metabolismo da glicose dos aborígenes australianos

Um estudo atípico e fascinante foi conduzido por pesquisadores australianos na selva da Austrália, um país fascinante em vários aspectos – no qual, a propósito, tive a oportunidade de cursar o ensino médio e o superior. Os cientistas selecionaram aleatoriamente 10 pessoas civilizadas descendentes diretas de uma tribo nativa da Austrália, de meia-idade, diabéticas e com sobrepeso, chamadas de aborígenes. Esses participantes foram instruídos a viver como selvagens durante sete semanas, comendo apenas aquilo que pudessem caçar e coletar no hábitat natural de origem de seus antepassados próximos, uma vez que seus ancestrais não dependiam da agricultura. Sua dieta anterior era rica em farináceos diversos, como pães, massas, álcool, arroz, além de sucos, refrigerantes, leite em pó, produtos diversos de confeitaria e alguns alimentos saudáveis.

Após "retornarem" ao seu hábitat natural de origem, onde durante dezenas de milhares de anos seus antepassados viveram e tiveram uma alimentação tradicional, a alimentação "nova" foi muito diferente daquela a que estavam habituados. Deram uma guinada de 180 graus, figurativamente falando, em termos de mudança dos macronutrientes, e a mudança foi maior ainda em relação aos tipos de alimentos consumidos.

Primeiro os macronutrientes: os participantes passaram a consumir de 5% a 33% das calorias na forma de carboidratos, o equivalente ao que se consome na dieta low-carb e nas dietas low-carb mais liberais dos estudos clínicos – em outras palavras, um teor duas a vinte vezes menor do que o de sua dieta anterior. O consumo de hidratos de carbono caiu quase pela metade em algumas estações do ano, enquanto caiu para 5% em relação ao que consumiam na cidade. Em palavras simples, foi uma bela redução nos carboidratos. O consumo de proteínas dobrou ou triplicou, chegando à casa dos abundantes 80% das calorias diárias.

Outro aspecto da mudança alimentar foram os tipos e a origem dos alimentos consumidos. Os participantes consumiram qualquer animal selvagem em que pudessem colocar as mãos e que fosse apetitoso, é claro, o que significa rico em gordura, além das proteínas. Não é preciso morar em uma casa no meio da selva, onde cangurus brotam no quintal, para saber que a Austrália é a terra dos cangurus. Portanto, não é surpreendente o fato de que boa parte das calorias consumidas diariamente era na forma de canguru – uma carne muito saborosa, a propósito. Carne de vaca, peixe, tartaruga, camarão e crocodilo, inhame, figos e mel foram consumidos também, entre outras espécies de animais e plantas. Em média, estimaram que a ingestão calórica diária média foi de 1.200 calorias, sendo 64% delas de origem animal.

Após sete semanas, as pessoas tinham perdido, em média, incríveis oito quilos, com uma melhora estupenda na glicemia em jejum, passando de nível diabético a não diabético, os níveis de insulina despencaram e os triglicérides evaporaram. Resultados altamente positivos! Vamos considerar alguns pontos importantes na mudança do estilo de vida e da dieta dessas pessoas, resumidamente:

1. Redução drástica do consumo de carboidratos.
2. Eliminação de carboidratos refinados.
3. Aumento substancial no total de proteínas consumidas.
4. Redução calórica.
5. Aumento da atividade física diária, embora não fosse rigorosa.

Muitos diriam que os resultados obtidos foram devidos à redução no consumo de carboidratos, outros diriam que foram obtidos graças à restrição calórica, e esportistas diriam que foi atividade física aumentada! No entanto, o fator mais provável por trás da melhora na composição corporal, peso e biomarcadores foi a soma desses três fatores, mais os fatores 2 e 3 da lista anterior, e provavelmente mais estes, de que poucos suspeitariam: a redução dos níveis de estresse e a melhora da qualidade do sono. Uma mudança de vida radical, porém, ao conhecer os próximos estudos você saberá quais são os fatores mais influentes na perda de peso entre esses que mencionei ao elucidar melhor essa questão.

Uma dieta low-carb liberal (não tão restrita em carboidratos) sacia mais por caloria do que uma dieta mediterrânea, no caso de sujeitos com doença cardíaca isquêmica

Nesse estudo, participantes aleatórios foram separados em dois grupos, o da dieta low-carb liberal e o da dieta mediterrânea, e para ambos os grupos foi proporcionada uma dieta *ad libitum*, que em latim significa "à vontade"!

Todos os pacientes estavam ou com sobrepeso, diabéticos, ou intolerantes a glicose e com circunferência acima de 94 cm. A dieta low-carb liberal incluía carnes, peixes, ovos, verduras, castanhas, tubérculos e frutas. A dieta mediterrânea foi baseada em peixes, grãos integrais, laticínios com pouca gordura, verduras e frutas.

O estudo demonstrou que consumir uma dieta rica em "plantas e bichos" sacia mais por calorias do que uma dieta com plantas e bichos, mas com grãos (raramente consumidos pelos nossos ancestrais) e o mesmo teor de proteína dos bichos. O estudo constatou que os grãos foram um dos principais fatores que contribuíram para a menor perda de peso no grupo da dieta mediterrânea. A redução de proteínas dos animais, que normalmente são substituídas por grãos nos outros estudos que comparam a dieta low-carb liberal com a mediterrânea, não foi uma variável de intervenção nesse estudo, pois o teor proteico das dietas era bem similar.

No grupo low-carb liberal, houve uma redução involuntária do consumo diário de calorias, embora ambos os grupos tenham reportado mais saciedade. Os participantes do grupo que seguiu a low-carb fizeram refeições menores naturalmente e ficaram saciados. Em mais detalhes, os indivíduos do grupo da dieta mediterrânea precisaram consumir próximo de 1.800 calorias por dia para se sentirem saciados.

Em contraste, o grupo da dieta low-carb sem grãos e não tão restrita em carboidratos consumiu pouco mais de 1.400 calorias espontaneamente, de modo a atingir o mesmo nível de saciedade.

A propósito, não obstante, há um consenso na literatura científica de que dietas ricas em proteína reduzem a fome e levam a um consumo menor de calorias dentro de um contexto *ad libitum* (à vontade). Da mesma forma, há um abundante corpo de evidências mostrando que o chamado "efeito anoréxico" das proteínas é mais preponderante na conjuntura de um plano de intervenção low-carb. Em outras palavras, geralmente ocorre um menor consumo de calorias de maneira espontânea com uma dieta rica em proteínas e pobre em carboidratos também. Isso significa que três fatores são responsáveis pelo sucesso na perda de peso com a dieta low-carb liberal:

1. Maior teor de proteínas com relação à dieta ocidental, mediterrânea, ou à dieta rica em carboidratos, proporcionando mais saciedade e redução calórica.
2. Eliminação ou redução elevada no consumo de grãos.
3. Menor teor de carboidratos com relação a todas as outras dietas, exceto a dieta low-carb mais restrita em carboidratos.

Como eu havia dito no começo deste capítulo, a dieta low-carb liberal normalmente é uma intermediária entre a dieta low-carb restrita e a dieta mediterrânea em termos de carboidratos consumidos. A dieta low-carb, nos estudos, normalmente consiste em uma dieta com menos de 100 g por dia na forma de carboidratos, ou menos de 20% das calorias da dieta, mas a dieta low-carb liberal referida nesse estudo consistiu em um consumo de carboidratos um pouco mais elevado, ou seja, de 100 g a 130 g de carboidratos por dia (em torno de 25% a 30% das calorias), em comparação com 200 g a 250 g de carboidratos na mediterrânea (entre 40% e 45% das calorias).

Os efeitos da dieta low-carb liberal, além da dieta low-carb restrita, também foram muito benéficos em relação aos fatores de risco cardiovasculares em indivíduos portadores de diabetes tipo 2.

Em um estudo feito por Jönsson T. et al. publicado na *Cardiovascular Diabetology* em 2009, os cientistas selecionaram aleatoriamente 13 indivíduos para seguir uma dieta low-carb mais liberal em carboidratos ou uma dieta específica feita para diabéticos nos Estados Unidos.

Dada a natureza dos estudos cruzados, todos os participantes consumiram ambas as dietas para fins de comparação entre elas, o que aumenta a validade para cada indivíduo em sua resposta a dietas diferentes. Eles consumiram cada dieta por três meses.

Resultado: a dieta low-carb liberal propiciou uma perda de peso de 3 quilos a mais e 4 centímetros a menos, levando a uma melhora mais acentuada nos marcadores de risco cardíaco, em comparação com a dieta "para diabéticos" apoiada pelo governo norte-americano.

O colesterol "bom" HDL aumentou 3 mg/dl na dieta low-carb liberal em comparação com a dieta formulada para diabéticos. A hemoglobina glicada (HbA1c), marcador da glicose no sangue, diminuiu 0,4% a mais na dieta low-carb liberal e 35 mg/dl dos triglicérides foram reduzidos a mais na dieta low-carb liberal em comparação com a dieta "para diabéticos".

São diferenças substanciais e merecem total reconhecimento em sua superioridade no tratamento desses indivíduos quando somadas ao conjunto de evidências que suportam a dieta low-carb no tratamento de indivíduos com essa condição.

Diferenças individuais

Não estou sugerindo que todos deveriam seguir uma dieta low-carb (menos de 100 g de carboidratos por dia), mas os estudos mostram que a maioria das pessoas, em curto e médio prazos e provavelmente em longo prazo (é muito difícil conduzir estudos em longo prazo sobre qualquer dieta), se beneficia muito com tal regime alimentar. Entretanto, por meio de depoimentos e estudos é possível notar que alguns indivíduos, como uma parte dos atletas, por exemplo, ou indivíduos com bastante tolerância a carboidratos, podem não ser prejudicados com um consumo um pouco mais alto deles, sem ter que consumir pouca gordura.

Um ótimo exemplo são os indivíduos das populações nativas da Polinésia Francesa, que ingerem quantidades entre moderadas e altas de carboidratos (180 g – 290 g/dia) e ainda assim consumiram em torno de 50% das calorias diárias na forma de gordura saturada durante os meses em que foram estudados. Os níveis de colesterol "bom" (HDL) são altos, o nível de triglicérides é baixo, o IMC é sete pontos mais baixo que o da média da população americana (19-20) e os níveis de colesterol total são saudáveis, de 170-210 mg/dl. Eles têm uma saúde excepcional e o risco de desenvolverem doenças degenerativas é extremamente reduzido.

Isso significa que você deve consumir muitos carboidratos, ou que você deveria consumir 50% das calorias diárias na forma de gordura saturada, ou que deveria ter o colesterol entre 170 e 210 mg/dl? Obviamente não, pois existe uma grande variabilidade genética entre indivíduos, algo que eu afirmo diversas vezes, portanto, o contexto INDIVIDUAL do metabolismo deve ser considerado para o sucesso de qualquer dieta.

Alguns indivíduos podem tolerar melhor os tubérculos e as frutas em uma dieta low-carb mais liberal, sem ter aumentados os triglicérides ou o nível de gordura corporal substancialmente, enquanto indivíduos obesos e/ou resistentes à insulina provavelmente tendem a ganhar peso com essas fontes de carboidratos também, ou deixam de perder peso. Lembrando que, embora grãos proporcionem menos saciedade por caloria e sejam ricos em antinutrientes, que podem prejudicar a digestão e a absorção de micronutrientes (minerais, no caso), qualquer carboidrato presente nos grãos, frutas ou em vegetais ricos em amido, como batata e tubérculos, é convertido em açúcar. E, portanto, inevitavelmente leva a uma produção maior de insulina, um dos principais hormônios que regulam a adiposidade.

Em uma população metade obesa ou com sobrepeso como a nossa, você pode imaginar para onde esses carboidratos estão indo! Não faltam células de gordura para a maioria das pessoas, e o seu excesso leva à criação de moléculas inflamatórias (as citocinas) que colocam o corpo em uma situação mais crítica ou menos ótima. Além do risco maior de desenvolver diabetes, câncer e outras doenças degenerativas, há um aumento dos radicais livres e dos produtos finais da glicação avançada, os AGEs (advanced glycation end-products), que causam danos celulares e, como a própria sigla insinua, o envelhecimento precoce. Um exemplo palpável seria a pele dos fumantes, que é afetada pelos AGEs, por exemplo, mas eles estão envolvidos nos processos degenerativos de praticamente todas as células corporais, no processo de aterosclerose, Alzheimer, acelerando o estresse oxidativo das células.

Novamente, isso não significa que as pessoas precisem parar de comer alimentos ricos em carboidratos, como tubérculos e algumas frutas. São os grãos processados e o açúcar que causam os principais problemas. As quantidades individuais para o consumo de carboidratos são diferentes e influenciadas por tolerância individual, metabolismo, fatores hereditários, grau de atividade física e o estado atual de saúde.

Resumo de 25 estudos ao longo da última década sobre a dieta pobre em carboidratos

A equipe da organização chamada "Smash the Fat" fez uma compilação dos principais ensaios clínicos randomizados e controlados realizados sobre a dieta com baixo teor de carboidratos e alto teor de gordura (LCHF). No caso, foram 25 experimentos comparando as dietas low-carb com os regimes pobres em gordura e ricos em carboidratos, com uma tabela completa dos resultados, incluindo resultados de saúde e taxa de adesão. Para quem quiser investigar com mais detalhes cada estudo, os links dos estudos e da organização citada estão disponíveis nas referências bibliográficas.

Além da perda de peso, que foi evidentemente maior com as dietas pobres em carboidratos, constataram os seguintes resultados das dietas low-carb com relação às dietas ricas em carboidratos:

- Seguidores das dietas low-carb perderam 65% a mais de peso, mas consumiram 45 calorias a mais, em média!

- 17 dos 25 ensaios apresentaram significância estatística na perda de peso para seguidores da dieta low-carb, e até mesmo nos oito estudos que não apresentaram significância estatística os participantes que seguiram a dieta low-carb ainda perderam mais peso.

- Em geral, seguidores da low-carb tiveram 3,5 vezes melhores resultados de saúde do que os grupos de participantes que seguiram a dieta com baixo teor de gordura, sendo que alcançaram um melhor perfil lipídico (colesterol) e melhor controle do açúcar no sangue.

- Níveis de adesão foram semelhantes, com 77,5% de adesão para seguidores da dieta de baixo teor de gordura e 80,7% para participantes da dieta pobre em carboidratos.

- Os ensaios clínicos que medem os níveis de fome mostram pontuações mais baixas de fome (estatisticamente significativas) entre os seguidores da dieta pobre em gordura.

- As dietas low-carb aconselhadas possuíam em média 8% de carboidratos, 62% de gordura, 28% de proteína.

- As dietas low fat aconselhadas possuíam em média 54% de carboidratos, 29% de gordura, 17% de proteína.

De acordo com a revisão de 16 mil estudos, a dieta low-carb leva a um melhor estado de saúde e de perda de peso

A Suécia tornou-se o primeiro país ocidental a apoiar as recomendações alimentares a favor de uma dieta low-carb, rica em gordura e pobre em carboidratos. O governo sueco, por meio da agência governamental SBU

(Swedish Council on Health Technology Assessment), Conselho Sueco de Avaliação de Tecnologia em Saúde, conduziu uma revisão de 16 mil estudos publicados em 2013. E divulgou, em 2014, a conclusão de que as dietas com alto teor de gordura e baixo teor de carboidrato levam a uma perda maior de peso e melhor saúde – colocando em xeque, assim, as diretrizes apoiadas pelo governo e a mídia americana e pela maioria dos países ocidentais (inclusive o Brasil) de que a gordura, em especial a gordura saturada, faz mal à saúde.

De acordo com o professor sueco Fredrik Nyström, que foi um membro do conselho citado, essa decisão tomada pelo governo foi uma vitória. E o ceticismo de alguns de seus colegas desapareceu à luz dos estudos científicos conduzidos ao longo do ano, que se mostram coerentes entre si, com resultados que não deixam nenhuma sombra de dúvida quanto ao fato de que gorduras saturadas são benéficas à saúde. Milhares de estudos científicos levaram o governo sueco a concluir que o consumo desses alimentos beneficia a saúde.

O professor Fredrik Nyström ainda afirma: "Você não engorda consumindo gorduras, do mesmo jeito que não fica verde ao consumir vegetais".

Agora todo o povo sueco está ciente de que uma dieta rica em carboidratos produz resultados inferiores aos de uma dieta pobre ou moderada em carboidratos, e não melhora os marcadores de saúde relacionados à prevenção de diversos problemas de saúde como a síndrome metabólica, diabetes, doenças cardíacas e câncer, comparada a uma dieta pobre em carboidratos. Os estudos demonstram que uma dieta com baixo teor de carboidratos e alto teor de gordura tem um efeito positivo sobre o colesterol "bom" (HDL), reduz os níveis do colesterol "ruim" (VLDL), triglicérides, os níveis de glicose sanguíneos etc. Os níveis de colesterol LDL (neutro) se mantêm estáveis ou se alteram pouco, em geral.

Durante as últimas décadas temos sido bombardeados pela mensagem propagada pela mídia dos perigos de uma dieta rica em gordura, o que é muito prejudicial ao público, que passou a pensar que iogurtes light e sucos são saudáveis e que carne vermelha é o vilão da atualidade. Não é isso que um grande corpo de evidências mostra.

Um sistema de saúde falido, somado à supremacia da indústria de alimentos processados, está entre os fatos que contribuíram para que muitos profissionais de saúde ficassem confusos com relação à alimentação. O pão com peito de peru light e os salgados com farinha de trigo integral tornaram-se os heróis, ajudando a população a manter os níveis de glicose sanguínea altos e a fome elevada o dia todo. A palavra *light* virou sinônimo de "está tudo bem, não se preocupe, é light!". A carne vermelha virou um alimento diabólico. Observe que um fator na falta de saciedade da dieta mediterrânea do estudo citado neste capítulo com relação à dieta low-carb liberal pode ser o iogurte light, que proporciona menos saciedade e, portanto, um consumo involuntariamente mais alto de calorias em alguns estudos.

Mais adiante, você saberá o motivo da política oficial do governo americano de promover uma dieta com pouca gordura – nada a ver com a ciência e tudo a ver com a política.

Em quanto tempo os Estados Unidos deixarão de promover os famosos grãos integrais, que na grande maioria dos casos ainda são consumidos em sua forma refinada? Se depender do monopólio governamental, com sua política de subsídio aos grãos, nunca. Se depender da grande indústria de alimentos processados, que já conquistou o público há muito tempo, jamais. No entanto, o apoio dessa instituição governamental da Suécia em conjunto com as mudanças mais recentes nas diretrizes do governo americano são grandes medidas a favor da ciência e da promoção do consumo de alimentos de verdade.

Recapitulando

- Uma revisão de 16 mil estudos mostra que a dieta rica em gordura e low-carb leva a um melhor estado de saúde e de perda de peso. Você leu certo, não são 5, 10, 20 ou 100, são 16.000!
- A Suécia tornou-se o primeiro país ocidental a apoiar as recomendações alimentares a favor de uma dieta low-carb, rica em gordura e pobre em carboidratos, por meio da agência governamental SBU (Swedish Council on Health Technology Assessment).

- Quando pessoas obesas ou acima do peso param de consumir uma alimentação moderna e "urbana" e passam a consumir uma alimentação natural obtida por meio da caça, pesca e colheita, elas sofrem uma enorme transformação na saúde, além da perda de peso.
- A dieta low-carb mais liberal em carboidratos promoveu uma perda de peso de 3 quilos a mais e 4 centímetros a menos, levando a uma melhora mais acentuada nos marcadores de risco cardíaco, em comparação com a dieta "para diabéticos" apoiada pelo governo norte-americano.
- A individualidade é muito importante. Uma parte dos atletas, por exemplo, ou indivíduos com bastante tolerância a carboidratos podem não ser prejudicados com um consumo um pouco mais alto de carboidratos.
- Quantidades elevadas de carboidratos, principalmente os refinados, levam a um aumento dos radicais livres e de produtos de glicação avançada, os AGEs, que causam danos celulares e o envelhecimento precoce.
- A hemoglobina glicada (HbA1c), um marcador da glicose no sangue, tende a diminuir muito na dieta low-carb ou em uma dieta low-carb mais liberal.
- Com uma dieta moderna, rica em carboidratos, principalmente os refinados, há um risco maior de diabetes, câncer e outras doenças degenerativas.
- Há um consenso na literatura científica de que dietas ricas em proteína reduzem a fome e levam a um consumo menor de calorias dentro de um contexto *ad libitum* (à vontade).
- Uma metanálise de 17 estudos low-carb mostrou que houve uma melhora substancial em todos os fatores de risco de desenvolvimento de doenças.
- Em muitos estudos, inclusive o experimento conduzido por Eric Westman, houve uma redução incomparavelmente maior nos níveis de triglicérides (colesterol ruim) na low-carb com relação à dieta rica em carboidratos.

- Em 25 estudos, a dieta low-carb proporcionou 3,5 vezes melhores resultados de saúde do que entre os participantes que seguiram a dieta rica em carboidratos e com baixo teor de gordura.
- Uma dieta low-carb mais liberal em carboidratos promoveu mais saciedade por calorias – e, portanto, uma redução calórica – do que a dieta mediterrânea.
- "Você não engorda consumindo gorduras, do mesmo jeito que não fica verde ao consumir vegetais" – professor Fredrik Nyström.

6
ALIMENTAÇÃO, UMA QUESTÃO POLÍTICA

"Considere a experiência recente, em que cerca de 200 milhões de adultos nos Estados Unidos são incentivados a consumir níveis mais elevados de carboidratos na dieta, em substituição à gordura. No mesmo período, mais da metade dos americanos acabaram ficando acima do peso ou obesos. Os resultados dessa experiência em nível nacional levam-nos à conclusão lógica de que a capacidade de se manter saudável com o aumento do consumo de carboidratos é limitada a um subconjunto da população. Portanto, determinar quem são essas pessoas e quais as características que lhes conferem a capacidade de consumir carboidratos sem efeitos indesejáveis é uma questão importante que pode e deve ser resolvida."

-- **Jeff S. Volek**, em *The art and science of low carbohydrate living: an expert guide to making the life-saving benefits of carbohydrate restriction sustainable and enjoyable* (A arte e a ciência da vida low-carb: um guia especializado para tornar os benefícios da restrição dos carboidratos, que salvam as vidas das pessoas, sustentáveis e agradáveis). Ainda sem tradução para o português.

Pesquisas feitas com animais de laboratório, estudos controlados, como os citados neste livro, assim como observações populacionais provam que o consumo de carboidratos na forma de grãos, principalmente grãos processados e açúcar, age no hipotálamo, área do cérebro que armazena memórias relacionadas a emoções fortes, e que alguns desses alimentos ricos em carboidratos agem como um opioide na região do núcleo accumbens, área do cérebro responsável pela regulação da fome, gerando um reforço de tal comportamento vicioso e, portanto, podem levar à obesidade ou ao sobrepeso. Quanto maior o consumo desses carboidratos, maior é a produção do hormônio insulina e, consequentemente, maior é o potencial de acúmulo de gordura visceral (barriga), que se deposita no fígado e em outros órgãos, e maior a distribuição desproporcional de gordura no corpo (barriga nos homens, pernas e glúteos nas mulheres).

Os experimentos mostram que quanto mais açúcar ou grãos (trigo integral, arroz e milho) são dados aos animais, maior o ganho de peso. Fomos enganados pelas diretrizes nutricionais americanas, incapazes de deixar a política de lado e agir de maneira imparcial em suas decisões, pois há muito tempo a ciência sabe que os grãos na sua forma mais comumente consumida, junto com o açúcar, é que são os principais causadores de obesidade, e não a gordura, e são justamente os que foram mais promovidos pelo governo americano nas últimas quatro ou cinco décadas.

Quando consumimos arroz, barrinhas de cereais, pães, macarrão e milho, a glicose (açúcar) entra na corrente sanguínea muito mais rápido do que quando ingerimos outro tipo de alimento, como os vegetais. Isso significa que, se consumirmos muito desses farináceos, maiores serão os níveis de glicose sanguínea durante o dia, o que em longo prazo pode resultar em problemas sérios à saúde. Por outro lado, quando consumimos vegetais e legumes, a glicose é absorvida lentamente, de modo a gerar variações mínimas no nível de glicose no sangue, o que não deve comprometer a saúde dos órgãos e do corpo em longo prazo. Já o alto consumo de carboidratos refinados de alta carga glicêmica pode resultar em grandes variações nos níveis de glicose sanguínea, o que gera picos de piora de humor e aumento de fome durante o dia.

Já foi provado cientificamente há séculos que o consumo excessivo de carboidratos é responsável pelo aumento de gordura corporal, e continuamos a ser instruídos erroneamente por muitas autoridades de saúde, que simplesmente não têm conhecimento sobre os fatores que geram o acúmulo de gordura, pois seguem recomendações que nunca foram comprovadas – e, por sinal, já foram em parte alteradas pelas autoridades americanas, no ano de 2015 (dá para notar o belo trabalho que fizeram por lá com a população).

Gostaria que você mantivesse algumas dessas informações em mente, porque o seu sucesso com a dieta reduzida em carboidratos (dieta semelhante à que foi consumida durante 99,5% do período de nossa evolução genética como espécie – mais de 2 milhões de anos) ou totalmente restrita em carboidratos depende da compreensão de que carboidratos, principalmente os refinados, são os responsáveis pelo acúmulo de gordura no corpo, e ela é produzida quando consumimos grãos (arroz, pães, massas e milho) ou açúcar, e não em razão da quantidade de calorias de vegetais ou gorduras que ingerimos. De fato, quanto mais gorduras consumimos (saturadas e monoinsaturadas) e quanto menor a quantidade de carboidratos que ingerimos, em geral, maior é o potencial para o emagrecimento, uma vez que nosso metabolismo passa a funcionar melhor e nos sentimos mais saciados ao comermos alimentos saudáveis no lugar desses carboidratos refinados.

Diversos estudos observacionais, que também cito bastante em meu primeiro livro, *A dieta dos nossos ancestrais*, e estudos controlados com seres humanos, além de milhares de depoimentos de quem segue a dieta primal, como os que estão no último capítulo deste livro, demonstram que, em geral, o consumo de gorduras saudáveis e de boa qualidade dos alimentos, aliado a um menor consumo de carboidratos, aumenta o potencial para a perda de gordura corporal. Meu objetivo é fornecer a você, leitor, cada vez mais informações e embasamento científico para guiá-lo ao alcance dos seus objetivos por meio da dieta e do estilo de vida primal e low-carb.

As críticas à alimentação low-carb não são baseadas em argumentos científicos, mas sim no medo em relação às gorduras. Criaram-se em sua maior parte com preconceito da comunidade médica e da mídia, influenciadas pela agência americana Food and Drug Administration – FDA (Administração de Alimentos e Medicamentos), que passou a defender os grupos alimentares subsidiados pelo governo norte-americano após a Segunda Guerra Mundial – produtos provenientes da agricultura, exatamente os alimentos ricos em carboidratos na forma de grãos que são destinados ao processo de refinamento.

Embora dietas pobres em carboidratos tenham sido renomeadas e adotadas pela comunidade médica na Europa pré-Segunda Guerra Mundial, principalmente nos meios acadêmicos mais prestigiados da época, na Áustria, Alemanha, França e Inglaterra, após o término da guerra, devido ao *boom* econômico nos Estados Unidos, houve um aumento exponencial da população americana nas décadas de 1950 e 1960, favorecendo a expansão da agricultura e o aumento de poder de grandes agricultores, que passaram a receber mais subsídio do governo e tornaram-se, com o tempo, grandes monopólios.

Em 1997, 157 mil latifúndios eram responsáveis por 72% da receita das fazendas. O governo dos Estados Unidos atualmente paga 20 bilhões de dólares anuais como subsídio direto à agricultura. Entre os alimentos mais subsidiados nos Estados Unidos, o milho está em primeiro lugar – com mais de 7 bilhões de dólares sendo subsidiados diretamente pelo governo em 2005.

Considerando essa enorme quantia de dinheiro investida pelo governo norte-americano em subsídios para o milho e outros grãos, não é difícil imaginar quais alimentos os americanos mais consomem: milho e trigo, que são usados para produzir xarope de milho (aproximadamente 50% frutose), cereais e muitos outros produtos industrializados, responsáveis pela atual epidemia de diabetes, síndrome metabólica, doenças cardiovasculares e câncer nos Estados Unidos – juntos, esses alimentos contribuem para mais de dois terços das mortes por enfermidades nesse país.

Os subsídios à agricultura americana são responsáveis por um enorme déficit orçamentário no governo. Por meio desse mecanismo, o governo americano contribui para a criação de monopólios da agricultura e também para a ineficiência do sistema, que se tornou dependente do incentivo do governo para manter os preços baixos e competitivos. Tais incentivos financeiros são responsáveis pela saúde e o crescimento dessa indústria para a escala atual, afinal, se o governo não arrecadasse o dinheiro do contribuinte para subsidiar essa indústria, os grandes monopólios não seriam capazes de manter os preços baixos para que seus produtos pudessem ser consumidos em larga escala pelos cidadãos americanos. Em outras palavras, o governo americano "tira" dinheiro dos seus cidadãos para assegurar a sobrevivência dessa indústria expandida artificialmente e que contribui para a morte e enfermidade de milhares de americanos anualmente, que não toleram bem carboidratos, muito menos grãos processados.

É uma questão de prioridades, sendo a do governo americano até então manter o *status quo*, atendendo ao lobby da indústria de grãos e alimentos processados. Mas, quando a prioridade é a saúde e o conhecimento dos princípios bioquímicos que regem o funcionamento do corpo humano, a política fica de lado e a ciência se torna prioridade.

O sistema americano funciona de modo a privilegiar as grandes indústrias. A partir de 1922, com a criação do Grain Futures Act (Lei do Futuro dos Grãos); em 1929, com a Agricultural Marketing Act (Lei do Mercado da Agricultura); e em 1933, com a Agricultural Adjustment Act (Lei de Ajuste da Agricultura), o governo começou a criar uma cultura de suporte à agricultura. Nas últimas cinco décadas, devido ao aumento expressivo da taxa de natalidade nos Estados Unidos, com os *baby boomers*, o Congresso americano passou a aprovar muitas leis para aumentar os subsídios à agricultura. Esse aumento se deu principalmente por causa dos *lobbies* junto aos senadores para esse fim. Desde então, a indústria da agricultura tem elevado constantemente seu poder de influência no Congresso e no Senado e, mais adiante na história do país, a agência sanitária americana, a FDA, foi criada. Seu suposto propósito, entre outros, é o de regular essas indústrias para dar segurança ao consumidor, mas, na prática, acaba sendo usada como veículo de comunicação entre as indústrias da agricultura e o consumidor americano, influenciando sobremaneira seus hábitos de consumo.

Na década de 1980, o Departamento de Agricultura dos Estados Unidos (USDA) passou a adotar a hipótese do pesquisador Ancels Key, de que as gorduras saturadas estão por trás das doenças cardiovasculares. Desde então o consumo de carboidratos aumentou drasticamente, assim como o número de mortes por doenças cardiovasculares e degenerativas em geral.

Com o surgimento da hipótese de Ancels Key, os cientistas se rebelaram contra essa teoria – que não tem embasamento científico –, no entanto, após tornar-se política, uma nova geração de profissionais passou a adotar a posição de Keys, e os cientistas que ousaram manter sua posição de discórdia colocaram a carreira em risco. A propósito, esse é um grande problema nos círculos de profissionais em diversos períodos da história, inclusive nos dias de hoje, para aqueles que não são desprovidos de integridade moral, pensamento crítico e científico em certos círculos sociais (alguns políticos entram nessa categoria). Seguir o rebanho é uma estratégia mais segura para a carreira de muitos profissionais em vez de optar pela imparcialidade científica, mesmo que o preço seja a desonestidade intelectual.

Ronald M. Krauss foi um dos principais cientistas de nutrição nos Estados Unidos e um dos primeiros a se posicionar contra a teoria de que gorduras saturadas aumentam o risco de contrair doenças do coração, no auge da fobia à gordura. Após revisar toda a literatura científica, ele concluiu que não havia relação alguma entre o consumo de gordura saturada e doenças cardíacas.

Alguns anos depois, esse passou a ser o consenso entre os principais cientistas e pesquisadores, depois que cientistas de universidades prestigiosas como Harvard e Cambridge e profissionais de todo o país passaram a conduzir e analisar metanálises que não confirmavam essa teoria.

Voltando bastante na história dos Estados Unidos por um momento, os chamados pais fundadores da nação americana estavam cientes de que toda sociedade está sujeita ao surgimento de governos tiranos, com o potencial de suprimir a liberdade individual, o desenvolvimento moral e econômico de uma nação. A tirania muitas vezes passa despercebida pela população, muitas vezes levando-a ao extremo, como, por exemplo, o surgimento do nazismo e do comunismo. Contudo, os pais fundadores estavam preocupados não somente com a tirania, mas também com o surgimento de políticas potencialmente prejudiciais à nação.

Pelo menos com relação às políticas de alimentação do governo, elas claramente foram prejudiciais à população americana, pois foram criadas por burocratas, em vez de cientistas e pesquisadores. Quando o governo se envolveu nas políticas de alimentação, criaram-se os subsídios à agricultura e a pirâmide alimentar surgiu sem nenhuma base em dados científicos, mas apoiada em pura política, usada para promover o subsídio à agricultura, promovendo assim o consumo de alimentos prejudiciais à saúde.

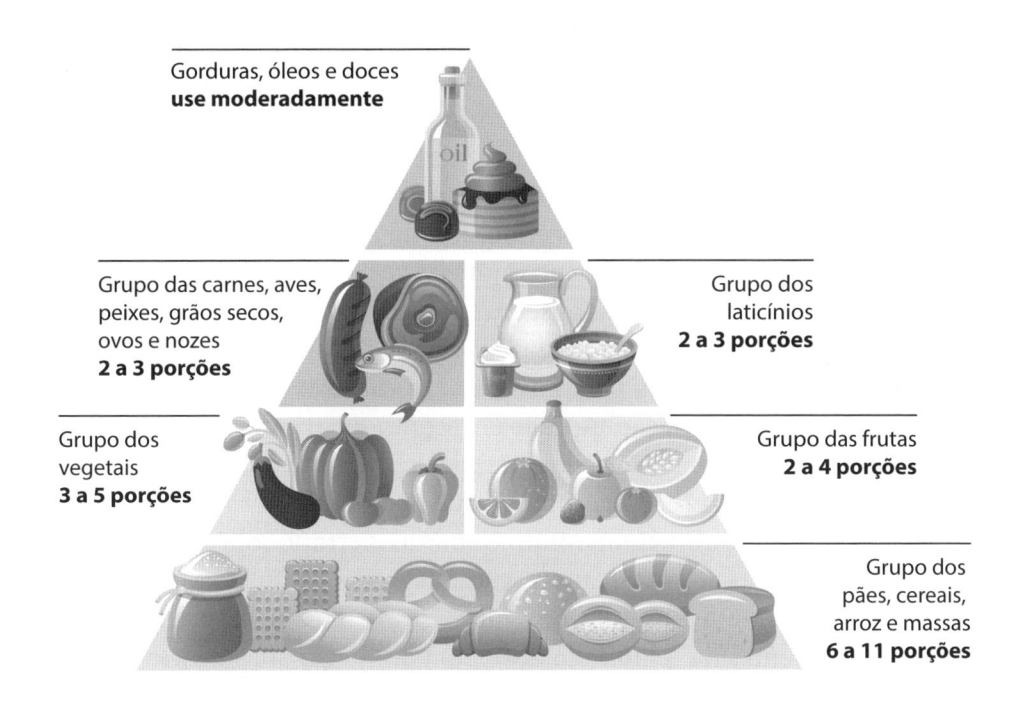

Gorduras, óleos e doces
use moderadamente

Grupo das carnes, aves, peixes, grãos secos, ovos e nozes
2 a 3 porções

Grupo dos laticínios
2 a 3 porções

Grupo dos vegetais
3 a 5 porções

Grupo das frutas
2 a 4 porções

Grupo dos pães, cereais, arroz e massas
6 a 11 porções

O governo, por meio do subsídio à agricultura, e a criação da pirâmide alimentar obviamente não foram os únicos causadores do problema, que é multifacetado, mas agravaram a questão. A indústria de alimentos processados, assim como a indústria do tabaco, cresceu e se estabeleceu definitivamente nas sociedades industrializadas, enriquecendo muita gente a custo da saúde das pessoas, praticamente como se opera um cartel de drogas, tornando as drogas (carboidratos e gorduras processadas) cada vez mais atrativas e com maior potencial viciante.

Programas governamentais que agravam o problema

O governo americano, durante o mandato do presidente Barack Obama, expandiu seu programa de "ajuda" alimentar (Food Stamps), por meio do qual pessoas com renda pessoal abaixo de 2.700 reais, aproximadamente (calculado em 2014), ou que possuem um integrante da família recebendo assistência social, são aptas a receber um cupom para ser trocado por qualquer alimento. O programa, que inicialmente tinha o propósito de diminuir a fome e a pobreza das pessoas mais carentes, foi estendido a 47 milhões de cidadãos americanos – junto com a diminuição de empregos de período integral e o aumento de empregos de meio período, que resultaram em uma diminuição da renda *per capita* dos indivíduos, que passaram a ser aptos a receber ajuda alimentar.

Mas como nem tudo que reluz é ouro, uma decisão que tem o intuito de causar um determinado impacto muitas vezes gera um efeito oposto ao desejado. Essa é a famosa lei das consequências não antecipadas, comumente utilizada para descrever a natureza imprevisível das consequências das decisões políticas tomadas pelo governo em diversas áreas, incluindo a área de saúde e alimentação. Apesar do intuito de erradicar a pobreza e fornecer ajuda alimentar, o resultado pode ser exatamente o oposto, pois existem diversas forças ocultas em jogo que não podem ser previstas.

No caso da ajuda alimentar, muitos têm nos alertado sobre o potencial que essas políticas têm de causar aumento de um suposto senso de dependência, segundo o qual indivíduos se tornam mais propensos a serem dependentes da "ajuda" do governo para pagar suas contas e cada vez mais cultivar esse comportamento. Alguns indivíduos poderiam, por exemplo, trabalhar algumas horas a menos a fim de se tornarem aptos ao programa de ajuda alimentar, e indivíduos que se esforçam mais podem, por esse motivo, ter que financiar os custos de vida dos primeiros, causando assim o chamado risco moral (*moral hazard*).

Outro risco moral, como mencionado anteriormente, é o causado pela política de subsídio a produtos agrícolas, como o trigo e o milho, para a produção do xarope de glicose (tipo de açúcar) e óleos processados, aumentando assim a produção nacional desses alimentos e tornando-os mais baratos. Entre as consequências desastrosas dessas políticas estão o aumento do consumo desses alimentos potencialmente prejudiciais à saúde e o encolhimento (proporcional ao setor de alimentos) de outros setores da alimentação, que sofrem desvantagem competitiva com relação aos setores dos alimentos subsidiados.

De acordo com dados do próprio governo, verduras compreendem de 2,1% a 4,9% do total de calorias diárias consumidas por indivíduos americanos de baixa renda, sendo que carboidratos constituem grande parte do total das calorias. Não é difícil imaginar quais alimentos ricos em carboidratos os americanos mais consomem. Contudo, o preço baixo dos carboidratos refinados criado artificialmente pelo incentivo do governo está longe de ser a única causa da epidemia de sobrepeso, pois, como citei anteriormente, produtos processados agem nos centros de recompensa do cérebro de maneira neuroquimicamente mais intensa do que alimentos de verdade.

Outro fator potencialmente prejudicial das políticas de ajuda alimentar é que com esse "benefício" é possível consumir qualquer tipo de alimento, indiscriminadamente. Isso significa que as pessoas participantes do programa recebem mais de 230 dólares por mês para gastar com refrigerantes, salgadinhos, balas, doces e até mesmo *fast-food*! Isso mesmo: McDonald's, Burger King etc. O aumento da ajuda alimentar do governo pode estar exacerbando os problemas de obesidade e de saúde pública dos Estados Unidos. Minha pergunta é: por que esses incentivos não são, pelo menos, autorizados somente para alimentos saudáveis?

O escopo da indústria de alimentos processados e a política de subsídio do governo a carboidratos com certeza contribuem para essa escolha do governo. Lembre-se da pirâmide alimentar que o governo criou: ela teve o intuito de promover o consumo de quais alimentos, afinal? Não é coincidência o fato de que a ajuda alimentar compreende 80% dos gastos do Departamento de Agricultura, o qual tem feito campanha para promover a adesão ao programa.

De fato, o governo americano, em 2015, tinha uma agenda política com o intuito de promover a adesão ao programa de ajuda alimentar. Um dos meios de promoção desse "tíquete-refeição" do governo envolve demonstrações públicas nas quais é montado um teatro cujos personagens fazem encenações melodramáticas, a fim de convencer o público de quão saudável é se alimentar com o auxílio do governo. Cenário semelhante ao da famosa política do "pão e circo" do Império Romano.

Recapitulando

- Quando consumimos arroz, barrinhas de cereais, pães, macarrão e milho, a quantidade de glicose (açúcar) que entra na corrente sanguínea é muito maior do que quando consumimos outros alimentos, como vegetais.

- Carboidratos refinados de alta carga glicêmica podem resultar em grandes variações nos níveis de glicose sanguínea, o que gera picos de piora de humor e aumento de fome durante o dia.
- O governo norte-americano, por meio do subsídio à agricultura, e a criação da pirâmide alimentar não foram os únicos causadores do problema da obesidade, que é multifacetado, mas com certeza o agravaram.
- O governo dos Estados Unidos atualmente paga 20 bilhões de dólares anuais como subsídio direto à agricultura, de modo a baratear e estimular o consumo de farináceos e grãos processados.
- O sistema americano funciona de modo a privilegiar as grandes indústrias à custa do contribuinte.
- O governo dos Estados Unidos incentiva o uso de um tíquete-refeição que as pessoas podem usar para consumir *fast-food*, refrigerantes, salgadinhos, balas e doces de graça, elementos que estão por trás do surto de obesidade.
- Os Estados Unidos gastam bilhões de dólares anualmente para arcar com os custos da obesidade promovida, em parte, pelo próprio governo.
- As políticas de alimentação do governo norte-americano claramente foram prejudiciais à população, pois foram criadas por burocratas e com base em uma teoria infundada, e não por cientistas e pesquisadores.
- A teoria lipídica criada por Ancel Keys nunca foi comprovada, porém, mesmo assim, foi integrada às diretrizes nutricionais americanas durante as últimas décadas, o que está relacionado à epidemia de obesidade.
- Entre o fim da década de 1970 e começo da de 1980, o Departamento de Agricultura dos Estados Unidos (USDA) passou a adotar a hipótese lipídica. Desde então, o consumo de carboidratos aumentou em 25% e a obesidade multiplicou-se.

- O consenso entre os principais cientistas e pesquisadores, após analisarem metanálises, foi a de que não há nenhuma relação entre a gordura saturada e as doenças cardiovasculares.

7
A GORDURA SATURADA DOS ALIMENTOS É SAUDÁVEL

"Em 12 de janeiro de 1998, na edição do U.S. News & World Report [famosa organização de mídia dos Estados Unidos], o chefe do Departamento de Nutrição e Saúde Pública da Harvard School, um homem muito inconstante, Walter Willett, foi inquirido quanto ao fracasso das dietas pobres em gordura para curar doenças ou salvar vidas. Sua resposta infeliz, 'Foi apenas uma hipótese, para começar', surgiu sem que ele demonstrasse nenhuma vergonha. Essa hipótese já custou mais vidas do que as duas últimas guerras mundiais e o conflito do Vietnã juntos. Basta verificar as estatísticas da Sociedade Americana de Câncer e da Associação Americana de Cardiologia para as últimas três décadas."

– **T. S. Wiley**, em *Lights out: sleep, sugar, and survival* (Luzes apagadas: sono, açúcar e sobrevivência). Sem tradução para o português.

A gordura saturada e o colesterol têm sido criticados por autoridades de saúde e pela mídia há muito tempo. Quais são as bases para essas críticas? As recomendações das autoridades de saúde são justificadas pela ciência? Qual é a quantidade que podemos consumir de maneira saudável?

Para respondermos a essas perguntas, temos que analisar as evidências científicas, assim como as evidências antropológicas. Dr. Loren Cordain, cientista da Universidade do Colorado, em um de seus estudos reúne dados sobre a alimentação de diferentes populações indígenas isoladas e de caçadores coletores e analisa a quantidade de gordura saturada consumida por essas sociedades. Com base nos dados reunidos, foi constatado que a média de consumo de gordura saturada das 229 sociedades indígenas de caçadores coletores foi de 11,3% a 17% das calorias consumidas diariamente. Sua equipe de pesquisa também analisou o consumo de gorduras saturadas tendo como base fósseis de hominídeos, que demonstraram um consumo similar ao dos caçadores coletores atuais.

As autoridades de saúde dos Estados Unidos, assim como as autoridades brasileiras, recomendam um consumo de gordura saturada de até 10%, o que não está de acordo com o nosso consumo histórico como espécie. Bom, então deve haver alguma explicação científica para essa recomendação, não é? Vamos ver o que as pesquisas dizem sobre o consumo de gordura saturada e o colesterol.

O colesterol é um álcool policíclico de cadeia longa, encontrado nas membranas celulares e transportado no plasma sanguíneo de todos os animais. É um componente essencial das membranas celulares dos mamíferos. A maior parte do colesterol presente no corpo é sintetizada pelo próprio organismo, sendo apenas uma pequena parte adquirida por meio da dieta.

O colesterol tem sido apontado injustamente como o vilão das doenças cardíacas há muito tempo. Esse mito começou em 1913. O pesquisador russo Nikolai Anichkov alimentou coelhos com colesterol, concluiu que o nível desse elemento subiu no organismo deles e supôs que o mesmo ocorria com os humanos, sem considerar que são seres muito diferentes. Galinhas e coelhos são essencialmente vegetarianos, por isso, quando foi realizado um estudo com esses animais no qual eles eram alimentados com uma dieta rica em colesterol, os bichinhos naturalmente desenvolveram aterosclerose, já que sua fisiologia não é adaptada a digerir essa quantidade diária de colesterol, ao contrário dos seres humanos, que são adaptados ao consumo desse lipídio.

Basicamente, o mito do colesterol foi mais difundido após um estudo conduzido em 1953, pelo médico americano Ancel Keys, em que ele comparava a taxa de mortalidade por doenças cardíacas de um determinado país com a quantidade de gordura ingerida pela população, demonstrando que a taxa de mortalidade era proporcional ao consumo de gordura. Infelizmente, apesar da grande quantidade de dados disponíveis, Keys utilizou-se apenas daqueles que podiam comprovar sua teoria, e assim surgiu o mito do colesterol.

Depois disso, vários estudos foram conduzidos em todo o mundo para comprovar a hipótese de Keys, entre eles o Framingham Heart Study, um dos mais respeitados no assunto, por ter acompanhado diversas gerações (o estudo começou em 1948 e continua até hoje). Conforme esse estudo, embora os participantes consumissem alimentos com grande quantidade de colesterol, não houve diferença nos níveis desse lipídio no sangue.

Após anos de estudo, concluiu-se que não havia nenhuma relação comprovada entre a ingestão de gorduras e as doenças cardíacas. Aliás, em 1997, o próprio Ancel Keys, o "fundador" do mito, admitiu seu erro, declarando:

"Não existe a menor conexão entre o colesterol dos alimentos e o colesterol do sangue. E nós sabíamos disso o tempo todo. O colesterol da dieta não tem a menor importância, a não ser que a pessoa seja uma galinha ou um coelho[2]".

Mas eles não pararam por aí. Desde então, a ciência ruim foi sendo construída, e em cima de má ciência outros grandes estudos ainda insistiram na hipótese de que o colesterol na dieta estaria relacionado às doenças cardíacas, como o Multiple Risk Factor Intervention Trial, um dos maiores estudos médicos já realizados em humanos, envolvendo 28 centros médicos e 250 pesquisadores. Os pesquisadores observaram 361.662 homens e identificaram aqueles que tinham o maior risco de sofrer doenças cardíacas, para que os resultados do estudo fossem mais efetivos. Eles cortaram o consumo de colesterol em 42%, de gordura saturada em 28% e o total de calorias em 21%. Mesmo assim, não houve sucesso. Os níveis de colesterol no sangue caíram minimamente, e, o mais importante, as doenças cardíacas não foram afetadas.

---

2 http://www.nejm.org/doi/full/10.1056/NEJM199108223250813

Os pesquisadores declararam que "os resultados gerais não mostram um efeito benéfico nas doenças cardíacas ou na mortalidade total, nesse estudo multifatorial[3]".

Diversos grandes estudos demonstraram que não há nenhuma relação entre os níveis totais de colesterol e mortalidade por doenças cardiovasculares ou quaisquer outras causas. Um estudo mais recente do *Journal of American Medical Association* indicou que o alto nível de colesterol LDL não é um fator de risco para morte por doenças coronárias ou para a mortalidade total.

A ideia errônea de que os altos níveis de colesterol no sangue causam doenças cardíacas é conhecida pela comunidade científica como "a hipótese dos lipídios", e embora muitos médicos e a sabedoria popular aceitem essa hipótese como verdade, muitas pesquisas indicam que as principais causas de doenças cardíacas são inflamações e estresse oxidativo. Diversas pesquisas têm demonstrado que ao reduzirmos os níveis de colesterol no sangue e o consumo de gorduras saturadas, não reduzimos os níveis de doença cardíaca, mas os seguidores da hipótese lipídica nem sequer as mencionam; em vez disso, se baseiam em pesquisas epidemiológicas (observacionais) inconclusivas.

Essas pesquisas indicam uma correlação entre o consumo de gorduras saturadas e doenças cardíacas, o que de maneira alguma deve ser interpretado como causalidade. Nos países em que foram feitas essas pesquisas epidemiológicas, existe um alto consumo de gordura saturada e colesterol e altos índices de doenças cardíacas, como os Estados Unidos, mas também há um enorme consumo de açúcar e carboidratos refinados, o qual muitas vezes é maior do que em países com menores índices de doenças cardíacas.

Um exemplo simples para ilustrar isso é um lanche típico de um restaurante que serve *fast-food*, que normalmente é rico em carboidratos (pão, batatas fritas), óleos industrializados, açúcar (refrigerante) etc. Seria correto concluir que o que faz as pessoas engordarem e desenvolverem doenças cardíacas é a carne? Sem considerar todo o resto da refeição, que corresponde à maior parte das calorias? O centro da questão todo mundo consegue entender: **correlação não significa causalidade!**

---

3 https://www.ncbi.nlm.nih.gov/pubmed/26182938

Agora, para compreender melhor a diferença entre o paradigma suportado pela ciência e o paradigma sustentado pelas autoridades de saúde e a sociedade em geral, segue um simples resumo.

Velho paradigma suportado pela sociedade em geral

Conceito baseado no fato de que o consumo de colesterol e gorduras saturadas irá aumentar o nível de colesterol e o risco de desenvolver doenças cardíacas. Devemos monitorar nosso nível de colesterol LDL e, se ele estiver alto, estaremos fadados a tomar drogas como a estatina, parar de comer gordura, ovos e outros alimentos de origem animal.

Novo paradigma suportado pela ciência

Gordura não é prejudicial! Muito pelo contrário, ela é o combustível preferido pelo metabolismo para ser usado como fonte de energia, e tem sido assim durante a maior parte de nossa evolução como espécie.

Supostamente devido à grande disponibilidade de gordura para ser consumida ao longo de milhares de anos e à baixa disponibilidade de carboidratos, a capacidade de nosso corpo de estocar glicogênio (longas moléculas de glicose que servem como principal meio do corpo para estocar a própria glicose) se tornou muito pequena, de modo que agora temos que estocar os carboidratos como gordura corporal, quando o limite de estocagem é excedido.

Em outras palavras, nosso corpo, órgãos e músculos têm uma capacidade limitada de estocar glicogênio. O que significa que se consumirmos muitos carboidratos de alta carga glicêmica, os quais são mais rapidamente convertidos em glicose sanguínea e de maneira mais duradoura, é quase certo que excederemos a capacidade do nosso corpo de estocar glicogênio, e esse excesso será convertido em gordura corporal.

O baixo consumo de gordura saturada pode ser muito prejudicial ao sistema neurológico, tornando os indivíduos mais suscetíveis a desenvolver transtornos mentais. O consumo de colesterol não reflete os níveis sanguíneos de colesterol.

O colesterol sanguíneo total tem uma fraca correlação com o desenvolvimento de doenças cardíacas, porém altos níveis de triglicérides e baixos níveis do colesterol "bom" (HDL) são os melhores indícios de doenças cardíacas nos exames de sangue mais comuns.

Altos níveis de colesterol VLDL (lipoproteínas de muito baixa densidade) estão relacionados a uma incidência maior de doenças cardíacas. O consumo de carboidratos de alta carga glicêmica, como massas, pão, doces, açúcar, arroz e a frutose, está relacionado a maiores níveis do colesterol VLDL. Se você tem um nível alto de colesterol, não significa que seu colesterol VLDL é alto.

O consumo de colesterol não causa doenças cardíacas. É um elemento essencial para o bom funcionamento do organismo, que se utiliza dele para produzir hormônios, manter a saúde intestinal e reparar células danificadas. Estudos observacionais indicam que consumir mais de 10% de gorduras saturadas diariamente, ao contrário do que as autoridades americanas recomendavam até 2014, está relacionado a uma taxa menor de AVC, por exemplo.

O estudo a seguir é uma parte do estudo de coorte publicado no *American Journal of Clinical Nutrition* em 2010 chamado JACC – Japanese Collaborative Cohort, sobre risco de câncer, com mais de 110.000 participantes. Destes, 53.400 preencheram um questionário sobre alimentação e foram acompanhados por um período de 14 anos. Esse estudo era de natureza observacional e foi feito com o objetivo de verificar a progressão de doenças nesses indivíduos.

Os resultados desse estudo, alinhados a outros relativos ao tema, demonstram que o foco na redução da gordura saturada como fator preventivo da aterosclerose não é suportado pelos dados estatísticos. A teoria lipídica há muito tempo vem sendo questionada e posta em xeque devido à falta de evidências em sua contribuição para as doenças do coração. De acordo com os pesquisadores, sobre os resultados do estudo:

"O consumo de gordura saturada estava inversamente associado à mortalidade por derrame. Essa associação inversa foi igualmente observada para hemorragia intraparenquimatosa e acidente vascular cerebral isquêmico[4]".

As recomendações de 16 g por dia de gordura saturada já foram questionadas pelas autoridades nutricionais nos Estados Unidos no ano de 2015, e a Academia de Nutrição e Dietética, a maior organização

---

4 https://www.ncbi.nlm.nih.gov/pubmed/20685950

mundial de profissionais de alimentação e nutrição, recomendou que se tirasse a gordura saturada e o colesterol dietético da lista de preocupações para a saúde. A gordura saturada dos alimentos na sua forma natural tem sido usada com muita eficiência no tratamento e na prevenção da obesidade e outras patologias crônicas associadas aos processos inflamatórios do corpo.

De acordo com a nutricionista e presidente da Academia, Sonja L. Connor: "A Academia aplaude a revisão sistemática baseada em evidências da literatura da ciência, que é vital para a avaliação da ciência do DGAC – Dietary Guidelines Advisory Committee (Comitê Consultivo das Diretrizes Nutricionais)".

A Academia de Nutrição americana, atualmente, não apenas defende não reduzir as gorduras saturadas da dieta, mas foi além e elogiou o Comitê Consultivo das Diretrizes Nutricionais de 2015 por ter escrito um relatório com base em provas científicas.

"Nós elogiamos o Departamento de Saúde e Serviços Humanos e o Departamento de Agricultura pelo compromisso com a biblioteca de evidência nutricional e seus esforços contínuos em reforçar a abordagem baseada em evidências para a avaliação da literatura científica para futuras recomendações dietéticas", disse a presidente da Academia.

Voltando ao estudo em foco, verifica-se uma correlação entre os níveis baixos de gordura saturada no sangue e uma pior saúde das artérias na população japonesa, com atenção ao fato de os japoneses consumirem uma dieta mais tradicional e reconhecida por muitos pesquisadores como mais saudável do que a dieta americana. Isso pode explicar por que a gordura saturada vinda de alimentos naturais e não processados, como peixes nativos de água fria, por exemplo, é responsável pelo efeito supostamente protetor nessa população.

Dos mais de 14.000 japoneses observados, o consumo de 18 g a 40 g de gordura saturada por dia, quantidades relativamente altas, foi mais associado à redução das mortes por AVC. **Por outro lado, o consumo de menos de 11 g de gorduras saturadas por dia foi relacionado, nessa população, a uma maior incidência de derrames e a um risco quase 66% maior de sofrer um derrame,** enquanto quantidades moderadas de gordura saturada, 15 g a 18 g por dia, foram relacionadas a um risco 20% maior.

Para colocar em perspectiva para os leitores, em uma dieta isocalórica de 2.000 calorias diárias, 18 g de gordura saturada por dia representam 8,2% das calorias na forma de gordura saturada, enquanto 40 g de gordura saturada por dia representam 18,2% das calorias diárias.

O paradoxo europeu

O principal argumento da teoria lipídica de Ancel Keys foi o seu estudo com as populações europeias, contudo, a interpretação do estudo foi feita de maneira tendenciosa, para favorecer a sua teoria. Ele ignorou princípios muito básicos da "boa ciência". Selecionou apenas os países em que o consumo de gordura saturada mais alto relacionava-se com uma maior taxa de doenças do coração, como a Itália e a Finlândia, e ignorou os países com maior consumo de gordura saturada e menor índice de doenças coronárias, como Alemanha, Suécia, França e Suíça.

Quando se comparam os dados de todos os países da Europa, observamos que menos gordura saturada, em média, relaciona-se a mais doenças cardíacas, enquanto mais gordura saturada tem relação com menores níveis de doenças cardiovasculares.

Segundo estatísticas da Organização Mundial da Saúde (OMS) de 1998, países como Irlanda, Finlândia, Noruega, França, Áustria, Alemanha e Itália são os que consomem mais gordura saturada na Europa, enquanto países como Ucrânia, Geórgia, Cazaquistão e Bielorrússia consomem menos. O número de mortes por doenças do coração para cada 100.000 habitantes é cerca de **três vezes maior** nos países de baixo consumo de gordura saturada. O consumo de gordura saturada é diretamente proporcional a um menor índice de mortes pela doença, enquanto um menor consumo é inversamente proporcional ao número de mortes pela doença nesses países da Europa.

Chocado? Deveria ficar, pois o erro grotesco de Keys alterou drasticamente o rumo da história, não apenas nos Estados Unidos da América.

A França consome mais gordura saturada que todos os outros países e tem menos mortes por doenças cardíacas que qualquer outro país da Europa. Em segundo lugar vem a Suíça, que tem a segunda menor taxa de mortalidade. Coincidência? Geórgia, Ucrânia, Bielorrússia e outros estavam morrendo mais pela doença.

Embora seja óbvia a correlação, não me canso de afirmar que correlação não significa causalidade, apenas levanta hipóteses que devem ser submetidas ao escrutínio dos ensaios clínicos e metanálises, muitas das quais já foram analisadas neste livro.

Em uma pesquisa recente, conduzida por J. Bake e sua equipe, da Universidade do Oeste da Escócia e da Universidade de Glamorgan, intitulada "Food for thought: have we been giving the wrong dietary advice?" (Alimento para o pensamento: demos os conselhos errados?), foi feita uma revisão do famoso estudo de Ancel Keys – que foi realizado em sete países, com o objetivo de provar que o consumo de gorduras saturadas está por trás do aumento de doenças cardiovasculares nas sociedades modernas.

O estudo de Ancel Keys influenciou as políticas do Departamento de Agricultura dos Estados Unidos na criação da antiga pirâmide alimentar americana, que reflete a política do governo americano com relação à alimentação e também as políticas do Instituto Nacional de Excelência Clínica – The National Institute of Clinical Excellence (NICE), órgão governamental da área de saúde pública do Reino Unido responsável por guiar algumas das práticas de saúde pública.

Este último alega que a redução do consumo de gorduras saturadas para menos de 10% do consumo total de calorias diárias, assim como a substituição da gordura saturada por óleos processados, gera uma diminuição no risco de desenvolvimento de doenças cardíacas e pode salvar 30.000 vidas. **Nada poderia estar mais longe da verdade**, de acordo com o estudo conduzido por J. Baker e muitos outros.

O estudo de Ancel Keys serviu como um dos pilares para a "hipótese da dieta/coração" (*diet-heart hypothesis*), que é a crença de que a gordura saturada e o colesterol consumido são os responsáveis pelo aumento do colesterol sanguíneo, aumentando, por conseguinte, o risco de desenvolvimento de doenças cardíacas. Essa hipótese ainda reflete a opinião pública dos Estados Unidos, que influenciou a opinião pública e as recomendações alimentares dos governos de muitos outros países, como o Brasil.

De acordo com Baker, o estudo feito por Ancel Keys incluiu carboidratos e alimentos altamente processados e os classificou como gorduras saturadas. O Instituto Nacional de Excelência Clínica dos Estados Unidos passou também a classificar carboidratos e alimentos processados, como biscoitos, doces, sorvete, salgados e bolos, como gordura saturada. A interpretação do estudo de Ancel Keys, em vez de ser a de que o consumo de gorduras saturadas aumenta o risco do desenvolvimento de doenças cardiovasculares, foi a seguinte:

"A evidência indica que alimentos processados estão fortemente associados ao aumento da obesidade, diabetes, doenças cardiovasculares e outras doenças de nossa sociedade moderna. Os nutrientes macro e micro, encontrados na carne, peixe, ovos e produtos lácteos, são vitais para a saúde humana e o consumo desses alimentos nutritivos deve ser incentivado[5]".

Outro fato que comprova a manipulação dos resultados é a seleção dos países estudados para que fosse dada a conclusão tendenciosa. Havia mais de 16 países com dados disponíveis para a conclusão do estudo que foram ignorados, para que a correlação que o autor desejava obter fosse alcançada. Se ele tivesse escolhido outros seis países, poderia ter demonstrado que quanto maior o percentual de gordura na dieta, menor o número de mortes por doenças cardíacas.

Conforme o consumo de gorduras aumenta de 20% para 40% das calorias nos países estudados, menor é o índice de doenças cardíacas. Ou seja, mais gordura = menos doenças cardíacas, mas Ancel Keys não foi honesto em sua interpretação.

Novamente, esse não é o único estudo que desmascara a relação do consumo de gorduras saturadas com o desenvolvimento de doenças cardíacas. Parece haver uma grande diferença entre as recomendações públicas sobre o consumo de gorduras, gordura saturada e carboidratos e as evidências científicas disponíveis atualmente. A confusão gerada por pesquisas como a de Ancel Keys apenas faz parte do problema, que é multifatorial. No entanto, quem sofre com as consequências, como sempre, é o público.

Momento de reflexão

Seus avós podem ter comido alimentos saudáveis, mas as chances são de que você não esteja se alimentando bem. Isso acontece em grande parte por causa das campanhas erradas contra gordura saturada, colesterol e

---

5 https://research-portal.uws.ac.uk/en/publications/food-for-thought-have-we-been-giving-the-wrong-dietary-advice

carne vermelha. Mas é também uma consequência do nosso amor por todas as coisas modernas e nossa tendência a descartar o conhecimento do passado. O problema é que esses alimentos agora impopulares fornecem nutrientes que trabalham em sinergia e são difíceis de obter em outras fontes alimentares. Em outras palavras, podemos estar acima do peso, mas estamos subnutridos. A solução é voltar para a prática de nossos ancestrais e "comer do focinho ao rabo". Isso significa comer não só a carne magra muscular (como bife ou peito de frango) dos animais, mas também os órgãos, pele, cartilagens, ossos e os cortes mais gordos.

– **Chris Kresser**, em *Your personal paleo code: the 3-step plan to lose weight, reverse disease, and stay fit and healthy for life* (A cura paleo: um plano de 3 passos para perder peso, reverter doenças e ficar em forma e saudável para a vida). Não traduzido para o português.

História recente

No final de 2012, pesquisei sobre como se encontrava o "status" das gorduras, principalmente a saturada e o colesterol, e a questão da sua relação com as doenças cardíacas na mídia internacional, que de certa maneira servem de indicativo para a tendência no Brasil alguns anos ou décadas depois. Por isso, são questões muito importantes para quem quer ter uma noção de quando o progresso científico no meio da nutrição irá alcançar países do Terceiro Mundo e o público em geral, uma vez que o progresso em diversos âmbitos acontece nos Estados Unidos e na Europa antes de chegar ao Brasil. Lidei com alguns artigos memoráveis e programas de TV, dois dos quais me chamaram muito a atenção pela popularidade e alcance.

CBS Sunday Morning

Em um programa de TV da prestigiada rede de jornais como o da CBS Sunday Morning, havia Gary Taubes, em um lado do debate, físico e jornalista, citando estudos a favor do consumo de gorduras saturadas e colesterol. Ele é autor de diversos livros famosos, entre eles: *Nobel dreams* ("Sonhos Nobel"), de 1987, *Bad science: the short life and weird times of cold fusion* ("Ciência ruim: a vida curta e tempos estranhos de fusão fria"), de 1993, e *Good calories, bad calories* ("Calorias boas, calorias ruins"), de 2007. Seu livro *Why we get fat: and what to do about it* (Por que engordamos e o que fazer sobre isso) foi lançado em dezembro de 2010, e no Brasil em 2014.

Gary estudou Física Aplicada na Universidade de Harvard e Engenharia Aeroespacial na Faculdade de Stanford (1978). Recebeu um diploma de mestre em Jornalismo pela Universidade de Columbia, em 1981, e desde então trabalha para as famosas revistas *Discover* e *Science*, tendo escrito diversos artigos. Originalmente focado em questões físicas, seu interesse nos últimos dez anos tem se concentrado em medicina e nutrição.

Do outro lado do debate estava Gordon Tomaselli, então presidente da American Heart Association (Associação Americana de Cardiologia). Tomaselli usou argumentos baseados em poucas pesquisas e informações desconexas, de maneira incoerente com a maioria dos estudos já conduzidos sobre o assunto.

Resumidamente, os <u>pontos positivos</u> da entrevista a favor da ciência foram:

- Críticas foram lançadas às autoridades de saúde americanas, com um dos participantes do programa dizendo que a luta contra a gordura já dura anos nos Estados Unidos, sendo que durante séculos a gordura saturada e alimentos como ovos, bacon e laticínios representaram um café da manhã saudável. Até que, em 1970, um comitê no Senado sobre nutrição passou a criticar a gordura saturada.

- Gary Taubes argumenta contra Gordon Tomaselli que ele está simplesmente indo em direção contrária à da ciência com relação à gordura saturada, afirmando: "Os estudos nunca provaram que ela é prejudicial, em vez disso, experimentos controlados têm demonstrado o contrário, que a gordura faz parte de uma dieta saudável". E complementa: "É completamente incoerente em uma dieta pobre em gordura, a ideia de que não devemos comer laticínios em sua forma natural, de que deveríamos consumir iogurte light em vez de integral".

- Taubes cita um estudo publicado em 2010 nos Annals of Internal Medicine (Anais da Medicina Interna) que demonstra que uma

dieta com mais gordura e menos carboidratos foi mais eficiente na redução do colesterol total do que uma dieta rica em carboidratos.
- Jennifer McLagan, autora do livro *Fat: an appreciation of a misunderstood ingredient, with recipes* (Gordura: uma apreciação de um ingrediente incompreendido, com receitas) esteve presente e argumentou que o aumento do consumo de carboidratos e a oposição das autoridades à gordura nas últimas décadas não têm tornado as pessoas mais saudáveis, mas sim o contrário.
- O chef de cozinha Chris Cosentino, dono de um restaurante em São Francisco, disse com muito entusiasmo que, na família dele, cozinhar com gordura é uma tradição e que sua avó e bisavó viveram até os 98, 99 anos, respectivamente, insinuando que não temos motivo para desistir das gorduras.

Pontos negativos
- Gordon Tomaselli acredita que não comer gorduras é melhor para a saúde, citando poucos estudos epidemiológicos sem validade científica. A American Heart Association, na época, ainda promovia um consumo de até 10% das calorias consumidas como gorduras saturadas, o que está em desacordo com as pesquisas mais confiáveis sobre o assunto já conduzidas.
- A instituição não distinguiu as gorduras, ou seja, quais são boas para consumo e quais não são.
- Foi triste observar como alguém com um cargo tão importante e prestigioso está tão à parte da ciência.
- A conclusão do entrevistador do programa foi tendenciosa: "Muitos nutricionistas agora acreditam que a gordura não é tão ruim assim!", em vez de algo como muitos nutricionistas competentes acreditam que a gordura é boa, e não ruim.

Recapitulando

- O consumo de colesterol não reflete os níveis de colesterol sanguíneos.

- O colesterol sanguíneo total possui fraca correlação com o desenvolvimento de doenças cardíacas. Altos níveis de triglicérides e baixos níveis do colesterol "bom" (HDL) são os melhores indicadores de doenças cardíacas de um exame típico.
- Altos níveis de colesterol VLDL (lipoproteínas de muito baixa densidade) estão relacionados a uma maior incidência de doenças cardíacas.
- O consumo de carboidratos de alta carga glicêmica, como massas, pão, doces, açúcar, arroz e frutose, está relacionado a maiores níveis do colesterol VLDL.
- Se você tem um nível alto de colesterol, não significa que seu colesterol VLDL seja alto também.
- Existe um alto consumo de gordura saturada e colesterol em alguns países com altos índices de doenças cardíacas, mas também existe um enorme consumo de açúcar e carboidratos refinados. CORRELAÇÃO NÃO SIGNIFICA CAUSALIDADE!
- Novamente, correlação não significa causalidade em estudos observacionais, apenas levanta hipóteses que devem ser submetidas ao escrutínio dos ensaios clínicos, metanálises e revisões por pares (*peer reviews*).
- Ancel Keys incluiu carboidratos e alimentos altamente processados em um de seus estudos e os classificou como gorduras saturadas, de modo a alterar drasticamente os resultados contra as gorduras.
- O que esse estudo na verdade demonstrou foi que alimentos processados têm uma relação estreita com o aumento do diabetes, da obesidade, de doenças cardíacas e outras doenças modernas.
- Havia mais de 16 países com dados disponíveis para a conclusão do estudo de Keys que foram ignorados, para que a correlação que ele desejava obter contra a gordura saturada fosse alcançada.
- A França consome mais gordura saturada que todos os outros países e tem menos morte por doenças cardíacas que qualquer outro país da Europa. Em segundo lugar vem a Suíça, que tem a segunda menor taxa de mortalidade.

- Em geral, nos países da Europa, o consumo mais alto de gordura saturada está relacionado a menores taxas de doenças cardíacas.
- Em um estudo com mais de 54 mil pessoas, acompanhadas durante 14 anos, o consumo de gordura saturada foi inversamente associado à mortalidade por derrame.
- Gary Taubes, provavelmente o mais notável jornalista da área de nutrição da história, há anos argumenta que as principais entidades norte-americanas estavam indo em direção contrária à da ciência com relação à gordura saturada.
- A Academia de Nutrição e Dietética, a maior organização mundial de profissionais de alimentação e nutrição, no ano de 2015 recomendou que se tirasse a gordura saturada e o colesterol dietético da lista de preocupações para a saúde. O progresso científico no meio da nutrição tende a ocorrer nos Estados Unidos e na Europa antes de chegar aos países do Terceiro Mundo, como o Brasil.

8
A MÍDIA NÃO CONSEGUE ACOMPANHAR A CIÊNCIA

"Se você quer que seus filhos sejam inteligentes, leia a eles histórias. Se você quer que eles sejam mais inteligentes, leia-lhes mais histórias."

– Albert Einstein

Entrevista com o Dr. Oz

Uma entrevista que chamou muito a minha atenção, por ser com certeza mais impactante e ter mais implicações para a população em geral, foi com o famoso cardiologista Stephen T. Sinatra e o nutricionista Jonny Bowden. Eles participaram do programa *The Dr. Oz Show*, o programa de saúde mais popular dos Estados Unidos, apresentado por Dr. Oz, um dos médicos mais famosos desse país, que também apresenta um programa na rádio Sirius XM, além de participar de diversos outros.

O título do programa foi "The man who says everything I know about colesterol is wrong" (O homem que diz que tudo que sei sobre o colesterol está errado), que já dá uma boa noção do que se trata. Essa entrevista foi um tanto surpreendente para muitos pesquisadores e nutricionistas bem informados nos Estados Unidos, que não imaginavam esse acontecimento, sendo que há poucos anos essa ideia era totalmente rejeitada pela mídia, que promove o interesse de grandes corporações, da **indústria dos alimentos processados e farmacêuticas**.

O mais surpreendente foi o fato de que o Dr. Oz finalmente passou a abraçar os conceitos apoiados pelos entrevistados, que são suportados pela ciência, e até mesmo descreveu esse como sendo seu programa mais importante sobre o colesterol, embora costume usar bastante a velha retórica popular, sem embasamento científico (consumir colesterol faz mal e altos níveis de colesterol são ruins para a saúde).

Isso significa que existe um grande potencial para uma mudança na percepção da mídia em relação ao **papel do colesterol**, que talvez tenha bastante repercussão para os profissionais de saúde que assistiram ao programa, para a sociedade americana em geral e para o resto do mundo. Quem diria que o famoso Dr. Oz admitiria no ar, diversas vezes, que ele estava errado a respeito do colesterol dietético e sanguíneo?

Stephen T. Sinatra é cardiologista, nutricionista e especialista em medicina holística e antienvelhecimento e já publicou diversos artigos científicos sobre o colesterol, sua área de maior atuação. Jonny Bowden tem mestrado em Psicologia, é doutor em Nutrição e autor de 12 livros, incluindo o best-seller *The 150 healthiest foods on earth* (Os 150 alimentos mais saudáveis do mundo), *Living low carb* (Vivendo com pouco carboidrato) e *The most effective natural cures on earth* (As curas naturais mais eficientes do mundo), ainda não traduzidos para o português.

Eles disseram no programa que um dos principais mitos atuais é o de que o colesterol causa ataque cardíaco. Dr. Sinatra disse isso com base em evidências de que o colesterol alto não causa doenças cardíacas, pois mais da metade das pessoas que morrem por doenças cardíacas não tem colesterol alto e metade das pessoas que têm colesterol alto têm coração normal! Bowden e Sinatra suportam sua opinião com base em mais de 200 citações de estudos científicos.

"Nós certamente não somos os primeiros profissionais da saúde a chamar o mito do colesterol de o maior esquema já preparado para o público americano, mas nós sentimos que apresentamos o caso de maneira mais clara e acessível", afirmam eles.

A fobia do colesterol é usada como base para muitas recomendações dietéticas das maiores organizações de saúde dos Estados Unidos e da

USDA há mais de trinta anos, o que resultou em uma **epidemia de obesidade e diabetes** que está diretamente relacionada à mudança no padrão alimentar da sociedade americana, voltada para o consumo de mais carboidratos, como grãos e açúcar. Mitos como o medo de gordura, pois ela "entope as artérias", surgiram junto com a tendência do maior consumo de carboidratos, promovidos por essas instituições de saúde que são fortemente influenciadas pelas indústrias alimentícias e suportados por argumentos baseados na má interpretação de algumas poucas pesquisas.

Em outras palavras, dizer que o consumo de gordura e colesterol alto causam doenças cardíacas é como dizer que a Terra era quadrada na Idade Média, ou seja, uma das maiores lendas já contadas. Existe um número muito grande de evidências demonstrando claramente que o consumo de colesterol não está relacionado com maiores níveis de colesterol sanguíneo, muito menos que altos níveis sanguíneos podem causar entupimento das artérias. É apenas uma daquelas coisas que entram na cabeça das pessoas e não saem mais, como a noção de que o planeta Terra era o centro do universo há meio milênio.

Essa lenda é promovida fortemente pela indústria farmacêutica, para que drogas para baixar o colesterol sejam usadas como prevenção de doenças cardíacas. Muitas clínicas e consultórios médicos nos Estados Unidos já chegaram a ponto de recomendar drogas para a redução do colesterol para mulheres com 30 ou 40 anos de idade como prevenção primária, sendo que alguns médicos estão prescrevendo drogas até mesmo para crianças. A que ponto eles chegaram!

As pessoas não deveriam entrar em pânico ao verem que seu colesterol está alto, pois ele pode ser nocivo ou não, dependendo do tamanho das lipoproteínas; é por isso que os profissionais mais competentes analisam a completude de todos os marcadores sanguíneos. Elas realmente não deveriam aceitar sugestões de tomar drogas para baixar o colesterol como prevenção primária, sem que elas ou o profissional contratado considerassem a totalidade dos marcadores sanguíneos, como o colesterol "bom" (HDL), triglicérides, colesterol VLDL (lipoproteínas de muito baixa densidade), níveis de insulina, colesterol em jejum, *score* de cálcio coronário, níveis de inflamação, ácido úrico, entre outros biomarcadores.

É uma decisão irracional aceitar passivamente a recomendação de uso dessas drogas sem tomar medidas que **realmente** irão fazer a diferença na prevenção da doença, e sem gerar riscos adicionais à saúde, visto o enorme corpo de evidências demonstrando a supremacia da dieta na redução do risco cardiovascular.

Se seu médico ignora todos os marcadores relevantes e considera apenas o chamado "previsor marginal" LDL, simplesmente busque um profissional mais competente, pois você merece nada menos que o melhor.

Dr. Sinatra e Dr. Jonny Bowden deixam para os telespectadores a mensagem clara de que o colesterol total é um número praticamente sem significado, e que para ter informações relevantes é preciso observar mais atentamente os triglicérides, o LDL (incluindo o tamanho das partículas) e o colesterol "bom" (HDL). Se seguirmos a tradicional recomendação dos principais órgãos de saúde americanos e brasileiros, de consumir menos gordura e mais carboidratos, como os grãos, a probabilidade é muito alta de que os níveis de triglicérides e de colesterol nocivo VLDL aumentarão, junto com a gordura visceral (abdominal), aumentando o risco de desenvolvimento de doenças cardíacas.

Dr. Oz, apesar de concordar plenamente com os convidados, ainda tentou, por meio de truques visuais, passar a mensagem de que o colesterol LDL está relacionado ao entupimento das artérias (talvez para disfarçar tudo o que vinha falando de errado sobre o colesterol com sua retórica dos últimos programas sobre o assunto).

Dr. Oz disse ainda que não poder usar o colesterol total como referência poderia causar um problema para os médicos que usam esse número como base para acessar os riscos de desenvolvimento de doenças cardíacas e, é claro, prescrever as drogas para reduzir o colesterol (estatinas são lucrativas para os médicos e fáceis de serem prescritas). Dr. Sinatra e o Dr. Bowden argumentam em seguida que "o segundo engano em relação ao colesterol é acreditar que estatinas são seguras e que irão prolongar a vida". Segundo o Dr. Sinatra:

"Estatinas são drogas anti-inflamatórias, elas podem afinar o sangue e acontece que isso diminui o colesterol, mas esse é o problema. As estatinas baixam o colesterol, mas ele não é a causa principal das doenças cardíacas, é a inflamação. Essas estatinas têm efeitos colaterais tremendos, nós temos que nos livrar dos remédios à base de estatina. A causa das doenças cardíacas é a inflamação, a inflamação causa essas doenças – e o que causa inflamação? É o nosso peso, o que colocamos no nosso corpo, e o açúcar é o inimigo. O açúcar no sangue produz o estresse oxidativo e causa todo aquele material grudento que se prende aos vasos sanguíneos, que cria uma enorme resposta da insulina".

A inflamação é uma das principais causas de desenvolvimento de doenças cardíacas e pode facilmente ser tratada por meio da alimentação, enquanto drogas como a estatina podem causar diversos efeitos colaterais, e, em geral, como prevenção primária. Muitos estudos indicam que tais drogas proporcionam substancialmente mais risco do que benefícios, que são, muitas vezes, subestimados pelos médicos quando não atribuem os efeitos colaterais à droga, não são comunicados pelos pacientes ou os ignoram. Nas palavras do dr. Sinatra: "Não há dúvidas de que a estatina fará com que seus últimos dias na Terra sejam muito menos agradáveis do que seriam caso não a utilizasse".

Os autores concluem que o uso da estatina não é seguro como prevenção primária, podendo levar a efeitos colaterais, dentre os quais os mais comuns – disfunção erétil, baixos níveis de testosterona e problemas estomacais e em menor escala perda de memória e neuropatia – acometem em torno de 20% dos pacientes. Em geral, drogas redutoras do colesterol têm um papel melhor na prevenção do segundo ataque cardíaco, ou seja, como prevenção terciária, independentemente dos níveis de colesterol, porque as estatinas podem reduzir a inflamação dos vasos sanguíneos e estabilizar as plaquetas coronárias.

Conclusão

Dr. Oz é uma das autoridades médicas mais populares dos Estados Unidos, sendo fonte de informações para milhões de pessoas que desejam melhor saúde e mais qualidade de vida. Sendo assim, o fato de ele ter admitido que o colesterol total não significa muito pode servir como incentivo para que as pessoas não tenham medo dessa substância e tomem decisões mais conscientes para aprimorar a saúde, passando a se alimentar de maneira que melhorem os marcadores sanguíneos que realmente importam.

Deixar de lado a obsessão com colesterol dietético, sabendo ou não por que, abre portas para que as pessoas possam consumir mais alimentos ricos em colesterol que são essenciais à saúde.

Inúmeros estudos já comprovaram que somente o colesterol alto não significa nada se não for observado em detalhes. As causas verdadeiras do desenvolvimento de doenças cardíacas muitas vezes são ignoradas pelas pessoas e subestimadas por alguns médicos, que dão muito mais importância à teoria lipídica, por ignorância ou conveniência. Para obter informações de valor sobre as lipoproteínas, é preciso observar com detalhes os números de HDL, LDL (incluindo o tamanho das partículas) e triglicérides. Os dados estatísticos mostram o seguinte:

- Metade das pessoas que desenvolvem doenças cardíacas tem níveis de colesterol considerados normais.
- O consumo de colesterol não está relacionado ao colesterol sanguíneo total.
- O consumo de alimentos ricos em colesterol é essencial para a saúde.
- Peixes, aves, carne vermelha, ovos, frutos do mar e alguns laticínios fazem parte de uma dieta saudável.
- O consumo de alimentos ricos em colesterol faz parte de uma dieta saudável.
- Mães e gestantes devem ter um cuidado especial para se assegurarem de que estão se alimentando e alimentando seus filhos com alimentos nutricionalmente ricos, como os citados anteriormente.
- O desenvolvimento de doenças cardíacas está relacionado a altos níveis de inflamação e não ao colesterol alto.
- O consumo de açúcar e carboidratos de alta carga glicêmica, como os grãos processados, está relacionado a altos níveis de inflamação e a aterosclerose, não o consumo de gordura ou colesterol.

Alimentos e hábitos relacionados aos melhores marcadores sanguíneos:
- Consumir alimentos nutricionalmente ricos – vegetais, carne vermelha, peixes e ovos –, como faziam nossos ancestrais, e seguir

uma dieta rica em alimentos saudáveis com gordura em geral não é apenas saudável, mas é a chave para a perda de peso sem esforço, para ter um sistema imunológico saudável, produção hormonal otimizada e uma vida cheia de energia. A gordura presente nos alimentos não está por trás da obesidade, e comer menos alimentos com gordura tende a reduzir as lipoproteínas HDL, além de ser a pior estratégia para eliminar gordura corporal para quem tem resistência à insulina ou obesidade.

- Gordura ômega 3 de fontes animais de boa qualidade, como peixes de água fria, e ovos e carne de bois alimentados no pasto promovem melhor saúde no contexto de uma dieta saudável.

- O consumo de alimentos processados ricos em gordura ômega 6, como cremes e óleos vegetais industrializados, é potencialmente prejudicial ao metabolismo, pois têm natureza pró-inflamatória. Alguns estudos mostram que a proporção ômega 3/ômega 6 de 1 para 2, ou 1 para 4, como a de nossos ancestrais recentes, ou de populações tradicionais pelo mundo, produz desfechos mais positivos com relação à proporção *per capita* dos norte-americanos, de 1/18, e a atual média dos brasileiros, de aproximadamente 1/9, de acordo com dados do IBGE.

- A eliminação ou a redução do consumo de grãos processados e açúcar da dieta a níveis "tradicionais" produz efeitos positivos não apenas nas lipoproteínas, mas também no risco de diabetes, doenças cardíacas e muitas outras doenças crônicas.

- A exposição adequada ao sol, de aproximadamente 15 minutos por dia, otimiza os níveis de vitamina D, o que também pode ocorrer por meio da alimentação ou com suplementos vitamínicos.

- Exercitar-se diariamente e, é claro, não fumar e não beber álcool, ou consumi-lo com moderação.

Um passo positivo, a meu ver, no que diz respeito à transparência para o consumidor quanto à informação nutricional contida na embalagem dos alimentos foi uma iniciativa tomada pelo governo americano em março de 2014. Uma proposta que aumenta o foco na qualidade do alimento consumido, promove o consumo de gorduras e desmente o velho paradigma de que a gordura engorda por ter mais calorias por grama, afirmando que esse é um conceito ultrapassado. Muito correto, no meu ponto de vista e do ponto de vista científico, pois a gordura, por si só, no contexto de uma dieta saudável, tem um potencial para promoção da adiposidade absurdamente menor do que quando servida com açúcar (um milk-shake, por exemplo) e farinhas refinadas (*croissant*, pizza, salgados). Um dos motivos pelos quais propostas como essa podem ser positivas.

O governo americano propôs que novos rótulos incentivassem o consumo de gorduras saudáveis e desestimulassem o consumo de açúcar. A ideia foi apresentada por Michelle Obama, que em março de 2013 havia apresentado proposta para que novos rótulos destacassem o açúcar contido nos alimentos.

A proposta foi feita com base em uma pesquisa que demonstrou que mais de 70% da população americana ultrapassa o limite de consumo diário estabelecido recentemente. Não por coincidência, 2/3 dos americanos estão com sobrepeso ou são obesos, ou melhor, perto de 1/3 da população está com sobrepeso e 33% são obesos, como demonstraram dados mais recentes do governo.

De acordo com Marion Nestle, professora de Saúde Pública e Nutrição da Universidade de Nova York, a ideia promovida pelo governo e pela indústria de alimentos processados de que alimentos com gordura engordam porque possuem 9 calorias por grama precedeu a epidemia de obesidade das últimas três ou quatro décadas. Em suas palavras: "A ideia que se estabeleceu no final da década de 1980 é que, ao cortar a gordura, você estaria cortando as calorias".

A indústria utilizou-se durante muito tempo desse argumento sem embasamento para promover a ideia de que mil calorias de refrigerantes, por exemplo, produzem o mesmo impacto metabólico que mil calorias vindas de salmão. A partir daí, uma série de produtos "diet" e em seguida "light" foi artificialmente produzida a fim de aumentar a lucratividade de suas operações. A eliminação da gordura desses alimentos veio paralelamente à adição de açúcar para compensar a falta de sabor, e, como já foi dito anteriormente, ele não é um alimento, mas sim um ingrediente que altera a fisiologia humana de maneira profunda, e o aumento das citocinas inflamatórias e do ácido úrico no sangue reflete apenas a superfície do problema.

Em uma reportagem após a notícia dos planos de Michelle Obama, Rachel Johnson, professora de Nutrição da Universidade de Vermont, afirmou: "Sabemos que o alto consumo de açúcares está associado a uma série de riscos relativos às doenças cardíacas".

Em 2015, a FDA estabeleceu que o termo "açúcar" deve ser usado como referência ao total dos ingredientes/alimentos que contêm açúcar nos rótulos, incluindo açúcar das frutas, mel, açúcar refinado, xarope de milho, seja qual for a fonte. Até a dextrose (glicose) é classificada como "açúcar". Mas aí está o problema, pois o consumidor pode pensar que o total de açúcar de um produto é de um alimento e não açúcar refinado/adicionado. De acordo com a Lei da Educação Nutritiva e Rotulagem de 1990 (Nutrition Labeling and Education Act), a indústria é obrigada a destacar no rótulo apenas o total de açúcar de um produto. Isso já é suficiente para o consumidor bem-informado, mas não para a grande maioria da população, que não tem conhecimentos de nutrição e de rotulagem, de modo que não é possível diferenciar se há açúcar adicionado no produto ou não.

Já que esses açúcares não são rotulados como "açúcar", mas como dextrose, mel, frutose, glicose etc., a indústria pode destacar no rótulo que o alimento é "livre de açúcar" para atrair consumidores, mesmo que o produto tenha um teor alto de açúcar nos outros ingredientes.

A relevância para nós, brasileiros, além da busca pelo conhecimento por eruditos, é que em nosso país a indústria está livre para ludibriar a grande maioria dos consumidores, que não são peritos em alimentação e rotulagem. No Brasil, um alimento pode ser rotulado como "sem açúcar" e ainda assim conter uma quantidade alta de açúcar em forma de maltodextrina, por exemplo, um tipo de açúcar rico em glicose ou maltitol.

Os grupos de polióis são feitos a partir da alteração química do açúcar, de modo a assemelharem-se quimicamente ao álcool e ao açúcar também. Esse grupo de açúcar está comumente presente em diversos produtos processados, muitos dos quais passam para o consumidor a imagem de saudáveis, geralmente com flores e belas imagens no rótulo.

Por lei, os alimentos podem ser classificados como "sem açúcar", ainda que contenham polióis como o maltitol.

É comum alguém pedir que eu prove alguns desses produtos supostamente saudáveis e não açucarados, e o sabor que eu costumo descrever é algo do tipo "doce como o inferno!". Qual é a explicação neuroquímica para esse fenômeno?

As papilas gustativas transmitem as mensagens neuroquímicas para uma região do cérebro, mais especificamente para o núcleo accumbens, no hipotálamo, que processa as informações sensoriais relacionadas ao sabor dos alimentos. Uma vez que os disparos neurais são repetidos de maneira intensa e frequente, os neurônios deixam de disparar com a mesma intensidade, dado o mesmo estímulo frequente.

Em outras palavras, coma muito açúcar com muita frequência e passará a perceber o açúcar com menos intensidade, mas se comer pouco açúcar por algumas semanas o seu cérebro perceberá o açúcar com mais facilidade.

O teor de glicose e o efeito glicêmico da maltodextrina e do maltitol são elevadíssimos, e mesmo assim estão presentes na mesa de muitos brasileiros que buscam uma alimentação saudável. A moral da história é a seguinte: até que a indústria ou o governo se mostrem moralmente compelidos a modificar a atitude perante a rotulagem desses ingredientes nos alimentos, é importante que você esteja consciente durante as compras.

A Academia de Nutrição e Dietética recomenda um relatório das diretrizes nutricionais, mas agora baseado em fortes evidências. A Academia de Nutrição e Dietética é a maior organização mundial de alimentação e nutrição profissionais, e no ano de 2015 passou a apoiar um foco maior na redução de açúcares adicionados como medida para melhora da saúde pública.

Já abordei no capítulo anterior a decisão desse órgão de tirar o colesterol e a gordura saturada da lista de preocupações para a saúde, mas, além disso, mantiveram-se firmes na decisão de destacar o açúcar na dieta como principal ingrediente que influencia a saúde da população.

De acordo com a nutricionista e presidente da Academia, Sonja L. Connor:

"Entre as questões identificadas, a evidência mais forte é a de que uma redução na ingestão de açúcares adicionados irá melhorar a saúde do público americano. A identificação e o reconhecimento dos riscos de saúde específicos proporcionados pela adição de açúcares na dieta representam um importante avanço para a saúde pública[6]".

Vale ressaltar também que a Academia deixou de apoiar as diretrizes de redução de sódio na dieta, dada a falta de provas de seu malefício à saúde e considerando que a carência desse nutriente está associada a uma série de problemas de saúde, principalmente disfunções congênitas em crianças e recém-nascidos.

"Há uma falta de consenso científico sobre como fazer uma única recomendação de consumo de sódio para todos os americanos, devido a um crescente corpo de pesquisa que sugere que os níveis de ingestão de sódio baixos recomendados pelo DGAC estão realmente associados com o AUMENTO da mortalidade para indivíduos saudáveis[7]."

"Apesar de algumas críticas sugerindo que alterações nas recomendações ilustram as preocupações sobre a validade da 'ciência' na qual as diretrizes nutricionais americanas são baseadas, o DGAC deve alterar suas recomendações para ser coerente com a melhor ciência disponível e cumprir o seu mandato legal", disse Connor.

Ou seja, eles "empurraram com a barriga" as posições anteriores pelo maior tempo possível, mesmo à luz das evidências que já são conhecidas há décadas, para amenizar o contraste de suas recomendações antigas com as atuais. Nos Estados Unidos eles diriam "sneaky!". No Brasil chamamos isso de malandragem. Quantas vidas seriam poupadas ou beneficiadas se a compreensão da literatura tivesse vindo mais cedo, ou se tivessem admitido seu erro antes. Modéstia à parte, eu estou transmitindo a literatura ao público no meu blog, o Primal Brasil, desde 2011. Porém, apesar disso eu admiro a coragem e a atitude de Connor perante a questão. Enfim, o importante é que estamos indo na direção certa agora.

---

6 https://www.eatrightpro.org/news-center/on-the-pulse-of-public-policy/regulatory-comments/dgac-scientific-report

7 https://www.eatrightpro.org/news-center/on-the-pulse-of-public-policy/regulatory-comments/dgac-scientific-report

Recapitulando

- Diferentes tipos de açúcar estão presentes em diversos produtos processados, muitos dos quais passam a imagem de saudáveis para o consumidor, geralmente com flores e belas imagens no rótulo.
- Muitos desses açúcares não são classificados como açúcar, por isso podem passar despercebidos pelo consumidor no rótulo.
- O teor de glicose e o efeito glicêmico da maltodextrina e do maltitol são elevadíssimos, e mesmo assim ficam escondidos nos rótulos, sem destaque.
- Se você comer muito açúcar com muita frequência, passará a percebê-lo com menos intensidade, mas se comer pouco açúcar por algumas semanas, seu cérebro o reconhecerá com mais facilidade.
- A indústria de alimentos processados há muito tempo promove a ideia de que mil calorias de refrigerantes, por exemplo, produzem o mesmo impacto metabólico que as calorias vindas do salmão.
- A eliminação da gordura nos laticínios na década de 1990 veio paralelamente à adição de açúcar para compensar a falta de sabor.
- A gordura presente nos alimentos não está por trás da obesidade, e comer menos alimentos com gordura tende a reduzir o colesterol "bom" (HDL).
- O consumo de alimentos ricos em colesterol faz parte de uma dieta saudável.
- Alimentos que nossos ancestrais consumiam, como vegetais, carne vermelha, peixes e ovos, são nutricionalmente ricos.
- O consumo de alimentos processados ricos em gordura ômega 6, como cremes e óleos vegetais industrializados, são potencialmente prejudiciais ao metabolismo e de natureza pró-inflamatória.
- A inflamação é uma das principais causas do desenvolvimento de doenças cardíacas e pode facilmente ser tratada por meio da alimentação, enquanto drogas como a estatina podem causar diversos efeitos colaterais.

- O excesso de açúcar no sangue produz uma placa, o estresse oxidativo, que leva ao surgimento de um material grudento que se prende aos vasos sanguíneos, podendo entupir as artérias.
- A Academia de Nutrição e Dietética é a maior organização mundial de alimentação e nutrição profissionais. No ano de 2015 ela passou a apoiar um foco aumentado na redução de açúcares adicionados, bem como a exclusão das gorduras saturadas e do colesterol da lista de preocupações para a saúde como medidas para melhorar a saúde pública.
- A Academia deixou de apoiar as diretrizes de redução de sódio na dieta, dada a falta de provas de seu malefício à saúde. A carência desse nutriente está associada a uma série de problemas de saúde, principalmente disfunções congênitas em crianças e recém-nascidos.
- A ingestão baixa de sódio está associada ao aumento da mortalidade de indivíduos saudáveis, de acordo com a presidente da Academia, Sonja Connor.
- A Academia está pelo menos uma década atrasada nas mudanças das recomendações de 2015.
- Dizer que o consumo de gordura e o colesterol alto causam doenças cardíacas é como dizer que a Terra era quadrada na Idade Média.

9
INVESTIGAÇÃO CIENTÍFICA PARA LEIGOS

Em março de 2012 foi publicado um estudo que supostamente comprova que o consumo de carne vermelha é responsável por diversas doenças e leva à morte precoce.

Graças a esse estudo observacional, intitulado "Red meat consumption and mortality" (O consumo de carne vermelha e a mortalidade), publicado no *Archives of Internal Medicine*, várias notícias foram lançadas em todas as principais mídias dos Estados Unidos.

Esse estudo apresenta uma correlação entre o consumo de carne vermelha e mortes por qualquer causa. O acompanhamento de mais de 120.000 mulheres e homens durante 28 e 22 anos, respectivamente, no *Nurses' Health Study* e no *Health Professionals Follow-up Study*, constatou essa correlação.

Para a tristeza de muitos onívoros e a felicidade de muitos promotores da teoria lipídica de Keys, foi um momento memorável. Para os amantes da boa ciência, esse certamente foi um grande passo a favor do sensacionalismo da mídia e contra a promoção do consumo de alimentos tradicionais. Podemos esperar que jornalistas leigos façam o trabalho de investigadores científicos profissionais? A principal lição tirada desse evento foi a resposta a essa pergunta: um grande não.

Em mais detalhes, a carne vermelha foi correlacionada a um aumento de 13% no risco de morte por todas as causas. Mas o que isso diz sobre o impacto da carne vermelha no metabolismo, sobre o real risco de não comer ou comer carne vermelha?

O público está à mercê de jornalistas sem escrúpulos ou de pesquisadores? A verdade provavelmente é mais complexa do que podemos imaginar. Por um lado, jornalistas que entendem superficialmente do assunto são obrigados a reportar os achados, pois dependem disso para manter seus empregos. Por outro lado, existem profissionais de saúde que não possuem conhecimento suficiente sobre o processo de escrutínio científico necessário para validar um estudo, nem sobre os critérios para enquadrá-lo dentro de um escopo maior e, assim, acabam difundindo informações dentro de uma conjuntura científica simplesmente incorreta. E, por fim, há casos em que indivíduos com autoridade por trás das decisões de publicações em mídia são culturalmente estimulados a agir de maneira impulsiva, sem incentivo para uma reflexão mais profunda. O famoso "Ain't nobody got time for that!", ou, em português: "Ninguém tem tempo para isso!", uma vez que em geral não há punição para esse tipo de comportamento.

Essa é uma das raízes do problema nas sociedades modernas, contudo, não podemos culpar todos por escolher "doce" em vez de trabalho, mas o que não podemos aceitar de maneira alguma é que afirmações extraordinárias dispensem provas excepcionais, como no caso dos benefícios terapêuticos da dieta rica em gordura e pobre em carboidratos, submetidas ao rigor dos ensaios clínicos controlados e metanálises.

Uma forma de visualizar esse conceito é por meio de um círculo concêntrico. Existem camadas de evidências e da validade dos estudos. Eles são reconhecidos como "memes" ou camadas de um círculo concêntrico.

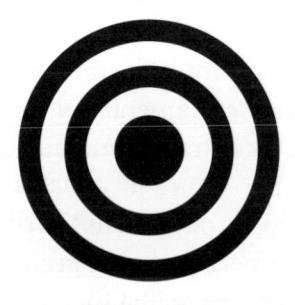

O círculo central compreende o maior grau de evidência científica,
e nas camadas exteriores o menor grau de evidência científica.

No círculo do meio podemos dizer que se encontra o maior grau de evidência científica, enquanto nos círculos das camadas mais exteriores se encontra o menor grau de evidência científica, que na verdade nem é chamado de evidência, mas sim de hipótese. Aí se encontram os estudos epidemiológicos em geral.

O estudo citado, especificamente, se enquadra na última camada, mas foi difundido pela mídia e interpretado por muitos jornalistas ou "profissionais" como evidência de nível mais elevado. Esse é um erro elementar do ponto de vista científico (não necessariamente para o ibope jornalístico).

Nas redes sociais, diversas pessoas comentaram o assunto e disseram coisas do tipo: "Apesar de fazer mal, vou continuar comendo meu churrasco", e outras pessoas devem ter pensado: "Acho que eu deveria restringir mais ainda meu consumo de carne. Ou talvez devesse me tornar vegetariano!".

Obviamente, a maioria das pessoas, em questão de minutos ou dias, irá esquecer o assunto. Mas o chamado risco moral não está em um estudo, mas sim no efeito cumulativo, no inconsciente coletivo da sociedade. Entretanto, quem não liga para dieta continuará não dando importância ao assunto.

Existe um alto consumo de carne em alguns países com altos índices de doenças cardíacas, como os Estados Unidos, por exemplo, mas também há um enorme consumo de açúcar e carboidratos refinados. E, novamente, qual é o lema básico na interpretação de estudos epidemiológicos, você se lembra? CORRELAÇÃO NÃO SIGNIFICA CAUSALIDADE! Isso mesmo.

Na maioria dos países, o consumo de carne não está correlacionado a um maior número de mortes por doenças cardiovasculares ou qualquer outra doença, mas sim o consumo de alimentos processados, que muitas vezes vêm acompanhados das carnes, como as "junk foods" ou porcarias, em português, que são consumidas nas maiores redes de *fast-food* dos países modernos, sendo os americanos campeões nisso. Consumir esse tipo de comida é um hábito DIÁRIO de dezenas de milhões de americanos, mais do que de qualquer povo no mundo. Vamos analisar em mais detalhes o que compreende uma típica refeição de uma enorme parcela dessa população: refrigerante, batata frita e *x-burger*.

A composição dessa refeição consiste em aproximadamente 350 calorias na forma de gordura e proteínas da carne, 250 calorias na forma de carboidratos do pão, 250 calorias na forma de amido da batata, 200 calorias na forma de açúcar e mais um tanto na forma de óleos de sementes processadas. Em outras palavras, aproximadamente 60 g de açúcar, 120 g de carboidratos na forma de amido, 30 g a 40 g de gordura e 40 g de proteínas. Apenas 36% das calorias se encontram na forma de carne nessa refeição, e olhe que nem chegamos à sobremesa ainda! Alguém consciente poderia dizer que a carne é o fator obesogênico e aterogênico com essas informações em mente? Muito menos à luz de toda a evidência científica que demonstra exatamente o oposto – que os fatores obesogênicos dessa típica refeição moderna são os carboidratos e possivelmente as gorduras desnaturalizadas dos óleos refinados.

O problema com esse tipo de estudo, em outras palavras, é que não é possível isolar todas as variáveis envolvidas no desenrolar da vida das pessoas participantes do estudo em um ambiente real, com relação aos estudos clínicos controlados. Esse tipo de conclusão apenas reflete a extrapolação dos dados. Muitas variáveis não podem ser controladas, ou podem apenas ser parcialmente isoladas nesse tipo de análise. A correlação entre o consumo alto de carne vermelha e o consumo alto de carboidratos ou produtos processados não foi feita, e geralmente isso não acontece. Variáveis como baixa atividade física e nível de álcool consumido são pobremente isoladas e questionários não fornecem dados precisos sobre a quantidade exata dos componentes da dieta.

Embora nesse estudo não se tenha tentado separar carnes processadas de não processadas, o hambúrguer ainda assim se enquadrou, provavelmente, como um dos principais participantes da categoria de "carnes não processadas" no questionário. Por esse e outros motivos, o exemplo do *fast-food* é muito importante para o entendimento das falhas desse tipo de estudo. Indivíduos que consomem muita carne geralmente se submetem a hábitos de vida menos tradicionais, entre eles, dormir pouco, consumir muita comida em geral, incluindo bebidas alcoólicas, carboidratos refinados e *fast-food*.

Além disso, o estudo citado não diferenciou as categorias de carboidratos consumidos, como grãos, batatas, farinhas refinadas diversas etc. Em outras palavras, esse estudo não apenas não pode medir exatamente o consumo desses elementos, devido à natureza epidemiológica do próprio estudo, como não procura diferenciar os tipos de carboidratos consumidos por meio dos questionários.

Então, eu lhe pergunto, meu caro leitor: quantas pessoas você conhece que vão a um restaurante ou a uma lanchonete e pedem um hambúrguer sem pão? Quantos conhecidos seus ou amigos pediriam um hambúrguer e o consumiriam sem o acompanhamento de uma bebida, como um suco ou um refrigerante? Nos Estados Unidos também não é diferente. Isso significa que todo hambúrguer consumido, seja em casa, em um restaurante ou em um *fast-food*, veio acompanhado de bastantes carboidratos na sua forma mais ofensiva para o corpo humano: grãos refinados e açúcar!

Outra falha enorme do estudo foi a frequência na coleta dos dados dos questionários. Todos os dados sobre a dieta foram coletados por meio de questionários de frequência de alimentos (QFA), preenchidos de quatro em quatro anos! Não sei quanto a você, mas normalmente não costumo me lembrar do que comi há dois ou três dias, muito menos há uma semana, um mês, um ano, ou há três anos! Você sabe quantos gramas de bife consumiu no almoço todos os dias nos últimos quatro anos?

Na faculdade eu costumava tirar boas notas em matemática, cálculo e estatística – ainda costumo ter afinidade por números, gramas, calorias e macronutrientes dos alimentos –, e mesmo assim posso dizer com bastante convicção que a minha concepção de um bife médio é diferente da ideia da minha esposa, da minha mãe, do meu pai ou da minha irmã, inclusive dos pesquisadores do estudo e dos indivíduos que instruíram as pessoas a preencherem os questionários, que poderiam até mesmo influenciar a ideia dos participantes do estudo de maneira não intencional. Percebe? O estudo é TOTALMENTE abstrato e a conclusão dos pesquisadores é COMPLETAMENTE tendenciosa.

Você se lembra exatamente de quantas horas por semana de academia fazia um ou dois anos atrás? Intensidade e duração do treino e quantas calorias "queimou" em média por dia? Nem você, nem eu e muito menos os pesquisadores desse estudo saberiam dizer com algum traço de precisão. Foi uma grande especulação, um tiro no escuro ou um jogo de sorte. Tanto o nível, tempo e frequência da atividade física quanto o consumo calórico e de macronutrientes poderiam ser anotados com relativa precisão em um estudo clínico controlado, o padrão ouro de evidência científica. Se o resultado fosse replicado em diversos outros estudos controlados, conduzidos por outros pesquisadores e submetidos a revisões por pares, aí então teríamos um resultado estatisticamente significante do ponto de vista científico.

Alguns estudos de fato demonstram que o ser humano tende a reportar mais nos questionários os alimentos que são mais socialmente desejados e que, na maioria dos casos, quando os indivíduos são solicitados a estimar o teor calórico consumido por eles, erram para menos, ou seja, quase sempre pensam que estão consumindo menos do que de fato estão. Esse é um fator psicológico do viés de confirmação inerente a todo ser humano.

Novamente, não podemos concluir absolutamente nada a partir desse estudo dos questionários "da carne vermelha" em termos científicos. Talvez sim em termos místicos, se alguém por acaso escolher seguir esse caminho, do mesmo modo que alguém poderia pensar que fumar três maços de cigarro por dia não faz mal para a saúde, na década de 1960.

Moral da história: esses estudos não deveriam ser usados como recomendações de saúde por instituições dessa área, pesquisadores ou nutricionistas, mas sim postos no seu devido lugar, no arsenal de estudos observacionais superficialmente conduzidos e que suportam tal correlação (bem perto do lixo). Ao lado estaria a pilha de observações epidemiológicas que demonstram exatamente o oposto, como no caso de muitos países da Europa, que em geral demonstram uma correlação entre o consumo de gordura saturada, incluindo carnes, e uma menor taxa de doenças do coração. E bem perto da mesa de trabalho desses profissionais de saúde e pesquisadores de instituições deveriam estar os ensaios clínicos de verdade.

Felizmente, as autoridades nutricionais nos Estados Unidos aos poucos estão se inclinando a favor do consumo de alimentos suportados pela ciência como parte de uma dieta saudável. A cobertura da mídia sobre esse tema foi muito medíocre, tanto no Brasil quanto nos Estados Unidos, por isso achei pertinente compartilhá-lo como material didático, para que você perceba as falhas de estudos observacionais como esse e fique atento às tentativas superficiais da mídia de condenar certos grupos de alimentos de maneira anticientífica.

Compreendendo a hierarquia de evidências científicas

Acredito ter ficado muito claro na primeira parte deste capítulo que é importante que não apenas os pesquisadores, mas qualquer um de nós possa manter um pensamento crítico ao ler alguma manchete de jornal ou revista ou assistir a entrevistas na televisão, pois, de outro modo, qual seria a vantagem de ler um artigo, se o que estamos lendo está errado? E isso se aplica a qualquer tipo de leitura ou aspecto da vida, seja sobre política, economia, medicina ou qualquer outro assunto, por meio da mídia ou em conversas entre familiares e amigos. Afinal, é como se fosse um telefone sem fio: imagine que tudo que o transmissor da mensagem diz está sendo um pouco alterado toda vez que a mensagem é transmitida, e, quando a mensagem chega aos seus ouvidos, ela já passou por uma dúzia de pessoas ou mais. Você acha mesmo que estaria recebendo exatamente a mesma mensagem que a primeira pessoa recebeu? Bem, algumas pessoas talvez nunca tenham feito a brincadeira do telefone sem fio, ou se esqueceram, ou pensam que é coisa de criança, mas a verdade é que os adultos adoram brincar também, mesmo sem estarem cientes.

Um exemplo disso é a simples ideia de dieta. Quando falamos sobre dieta, a maioria das pessoas ainda pensa: passar fome, comer salada, mais frutas no almoço, grãos integrais ou horas de exercícios aeróbicos na academia. Enfim, acho que você entendeu a cena. Você pensa que essa ideia surgiu apenas para um indivíduo ou passou por diversas camadas de distorções ao longo de uma cadeia de acontecimentos, em que uma rede de indivíduos influenciou o resultado final?

Agora, tente imaginar que na mente de inúmeros cientistas e pesquisadores proeminentes, a primeira imagem que surge quando se menciona a palavra "dieta" seja uma costela suína com manteiga derretida ou algo do tipo. Difícil de imaginar? Então tente mais uma vez.

Nas páginas seguintes continuarei abordando esse tema. Começarei oferecendo uma visão geral sobre as diferentes hierarquias de evidências e onde cada tipo de estudo se enquadra, qual é a validade e o mérito de cada classe de estudo, e isso irá ajudá-lo a entender melhor as raízes de tanta confusão nos dias de hoje sobre o tema alimentação e como a mídia em geral está escondendo informações ou sendo enganada.

Estudos epidemiológicos ou observacionais

Estudo observacional é um estudo que não é realizado em um ambiente clínico e de maneira controlada. Ele tem o objetivo de estabelecer uma associação do efeito de determinados fatores ambientais, sobre os quais os pesquisadores não têm controle, em uma população específica.

Na grande maioria das vezes, essas variáveis ambientais nesse tipo de estudo não podem ser suficientemente controladas para produzir alguma relação precisa de causa e efeito. Isso se deve a diversos fatores que caracterizam a natureza imprevisível, incalculável e imensurável dos hábitos humanos em um ambiente livre de vigilância e não controlado como nos experimentos clínicos. Os pesquisadores simplesmente não podem fazer inferências sobre a relação entre a causa e o efeito de diversos fatores ambientais no organismo humano. Quanto menos variáveis ambientais, menor tende a ser a imprevisibilidade na relação causa e efeito desses fatores.

Um exemplo de estudo observacional seria comparar a taxa de esteatose hepática em uma população de alcoólatras com a de uma população que bebe socialmente ou esporadicamente. Os pesquisadores podem retrospectivamente comparar a taxa da doença hepática dentro do período do estudo (anos) entre indivíduos que beberam bastante com a dos que não beberam muito.

Uma vez que o objeto de estudo mensurado está sendo apenas a bebida alcoólica, os pesquisadores podem delinear o estudo de modo a empregar mais recursos na identificação e na acurácia do rastreamento desse hábito alimentar específico dos participantes do estudo. Mais adiante, ele deve ser colocado dentro da conjuntura do corpo de evidências clínicas disponíveis sobre o tema.

Se o estudo for bem conduzido, com menos interferências ambientais, há potencial para produzir boas hipóteses a fim de que seja posteriormente comparado com as evidências. Por exemplo, se compararem indivíduos que não bebem, não fumam, sedentários, de determinada faixa etária, determinado tipo de emprego e nível econômico, da mesma região, entre outras variáveis, com uma população que apresenta as mesmas características, exceto pelo fato de ter o hábito de beber mais, a validade estatística será mais relevante para ser considerada junto com o corpo de estudos clínicos e revisões por pares sobre o tema. Com esse conjunto de "check and balance" ou camadas de análise, as conclusões sobre objetos de alguns estudos observacionais bem conduzidos podem ter alguma utilidade e somar-se na conclusão final.

Posteriormente, por meio de técnicas e ferramentas de análise estatística, como a análise multivariada, é possível tentar isolar algumas variáveis no estudo que são conflitantes e por isso interferem no resultado da correlação entre os agentes observados do estudo. Contudo, há muitos limites para esses tipos de análise, pois não apenas muitos dos fatores ambientais são ocultos, como essas variáveis de interferência não podem ser completamente isoladas.

Portanto, a lição principal a ser tirada com relação a estudos observacionais é a de que não é possível estabelecer causalidade entre as variáveis analisadas nesses estudos, mesmo que a correlação seja alta. Um exemplo disso seria o fato de alguns países terem uma associação alta entre o consumo de gordura saturada e doenças cardiovasculares, enquanto em muitos outros o consumo de gordura saturada possui uma correlação inversa com a taxa de doenças do coração. São muitas variáveis que não foram medidas por esse tipo de associação, como, por exemplo, o alto consumo de açúcar e de carboidratos refinados. Portanto, esses estudos isoladamente não têm validade científica.

A seguir, alguns exemplos de como uma correlação não significa causalidade:

- Altos níveis de incêndios estão correlacionados a quantidades altas de bombeiros. Logo, muitos bombeiros estão causando o incêndio!
- Um estudo constatou que na Flórida o consumo de sorvetes está associado a mais ataques de tubarão. Logo, mais sorvetes consumidos levam a mais ataques de tubarão.
- Crianças que têm aulas particulares têm notas mais baixas. Logo, aulas particulares são responsáveis pelo mau desempenho desses alunos.

Muitas vezes os fatores observados obviamente não estão causando os resultados, como nesses exemplos. Há variáveis ocultas que não foram descobertas ou estabelecidas, mas que contribuem para o desenrolar dos acontecimentos.

Parece ridículo e constrangedor pensar que alguém poderia formar tal associação, porém isso acontece na vida real – nos meios acadêmico e jornalístico – com tanta frequência que não poderíamos nem imaginar. Uma vez que a associação formada não parece bizarra e irracional como nos exemplos dados, podemos criar uma noção romântica na interpretação dos resultados de um estudo sem perceber que estamos sendo irracionais. Esse viés de confirmação pode ser minimizado ou eliminado quando submetemos os estudos a um processo de análise mais rigoroso, seguindo os princípios básicos de investigação científica abordados neste livro.

Por fim, para finalizar a questão dos estudos observacionais, é importante salientar quando eles podem ser úteis:

- Quando possuem menos variáveis de conflito ou "confounding variables".
- Quando produzem resultados consistentes com a literatura.
- Na formulação de hipóteses a serem testadas em estudos subsequentes.
- Para chamar a atenção para um problema ou risco iminente.
- Para promover a realização de mais estudos sobre determinado tema.

Portanto, é importante ter em mente três princípios básicos na análise científica.

1. O princípio da consistência

Os resultados dos estudos devem ter sido replicados em diversos estudos controlados e realizados por meio de diferentes métodos para serem validados. Um exemplo disso seriam as metanálises, que são estudos de estudos e, portanto, compreendem a síntese dos resultados de muitos estudos, e/ou as revisões por pares (*peer reviews*), que são avaliações feitas por um conjunto de especialistas peritos no tema tratado, que também faz parte desse sistema autorregulatório de revisões ou "check and balance".

2. O princípio da plausibilidade

Quando existe um mecanismo que possa explicar a relação de causa e efeito, isso aumenta a probabilidade de que o gatilho ambiental seja o verdadeiro causador.

3. Grau de associação

Se os pesquisadores aumentarem a dose do fator ambiental suspeito e assim produzir um efeito maior nos resultados, a probabilidade de esse fator ser a causa do efeito aumenta.

Estudos clínicos e randomizados

São o padrão ouro das evidências científicas.

Um estudo clínico randomizado e controlado é um estudo em um ambiente clínico em que os indivíduos são selecionados aleatoriamente, para que a amostra de participantes represente melhor a população geral, sem que a média dos resultados seja alterada de maneira que não represente bem os acontecimentos em um ambiente real. Esses estudos podem ser muito valiosos, pois são concebidos de maneira científica, com todas as variáveis ambientais mais importantes controladas, uma vez que os participantes não podem sair da clínica e devem ser submetidos a todos os exames, além de serem instruídos pelos cientistas quanto aos hábitos e à alimentação, de modo a ser estabelecida uma relação mais precisa de causa e efeito das intervenções, sejam dietéticas, farmacológicas, médicas ou físicas. Assim foram feitos os estudos sobre a dieta low-carb que foram abordados nos capítulos anteriores.

Esses estudos têm como objetivo tratar a intervenção nos grupos de participantes de forma igual, para não haver viés de confirmação nos resultados, para que não haja fatores intencionais ou não intencionais que influenciem os indivíduos em suas rotinas, tornando assim os resultados realmente verdadeiros e científicos.

Os principais tipos de estudos clínicos e randomizados são:

Estudo cruzado (crossover): cada participante do estudo é selecionado aleatoriamente para receber uma sequência de pelo menos dois tratamentos (ou nenhum tratamento) durante um período x para cada tratamento.

Vantagens: esse tipo de estudo oferece menos influência de variáveis de conflito em comparação com outros tipos de estudos. Requer menos participantes para promover validade estatística que outros estudos controlados.

Desvantagens: o custo pode ser elevado.

O segundo período de intervenção pode ser influenciado pelo primeiro, portanto é necessário um período maior de "limpeza" entre os períodos de intervenções diferentes.

Grupos paralelos (*parallel study*): os participantes são divididos aleatoriamente em dois grupos diferentes (1 e 2). Durante o mesmo período de estudo, o grupo 1 recebe um tipo de tratamento ou intervenção dietética, enquanto o grupo 2 recebe outro.

Os experimentos clínicos e randomizados podem ser cegos ou não. Quando são duplos-cegos, nem os participantes, nem os cientistas sabem o que cada grupo está consumindo. São muito usados em medicina, pois são particularmente bons em anular o efeito placebo de uma intervenção, que se calcula poder representar até próximo de 30% do efeito de uma intervenção farmacológica.

Uma análise no ano de 2006 com mais de 600 estudos disponíveis no PubMed, o site de referências científicas mais usado no mundo, constatou que 78% dos estudos publicados foram experimentos de grupos paralelos, enquanto 16% eram estudos cruzados. Os 6% restantes representavam estudos fatoriais e de *cluster*.

Lembre-se de que a ciência por trás da dieta low-carb se baseia principalmente nesses dois tipos de ensaios clínicos e randomizados, que representam o maior grau de evidência científica.

Problemas na interpretação dos estudos clínicos e controlados

Pensamento grupal

O pensamento grupal resume-se a uma crença preconcebida com relação ao objeto de estudo, que é compartilhada com diversos indivíduos que pensam de maneira similar por questões mais de comodismo e conformidade do que investigação profunda sobre o que está sendo estudado. Voltando ao nosso exemplo clássico da teoria lipídica, mais de uma geração de pesquisadores foi diretamente influenciada de forma negativa pela premissa falsa de que níveis de colesterol baixos estão associados a um menor risco cardiovascular. Esse tipo de pensamento anticientífico acontece com MUITA frequência nos meios científico e acadêmico, tanto quanto nos meios sociais, na política e outros, que na grande maioria dos casos são moldados pela opinião de diversas mídias. Isso se reflete por meio da famosa frase: "Claro, todo mundo sabe disso".

Os indivíduos simplesmente sentem mais afinidade por certa teoria por motivos ocultos e não conseguem enxergar a ciência de maneira imparcial. No caso da teoria de Keys, citada anteriormente, as políticas do governo influenciaram diversas instituições de ensino a adotar tais crenças místicas sobre a teoria lipídica, e posteriormente houve o incentivo financeiro das grandes indústrias farmacêuticas, que passaram a vender drogas redutoras de colesterol como nunca e, portanto, passaram a ter muito a ganhar e pouco a perder aumentando as vendas dessas drogas, incluindo-as como prevenção primária de doenças.

Risco absoluto x risco relativo

Outra forma de manipulação dos dados científicos é o uso intencional ou não do risco relativo como fator mais essencial na interpretação de determinados dados científicos.

Essa manipulação dos dados ocorre com bastante frequência na indústria farmacêutica. Nesse caso, os pesquisadores de determinado estudo utilizam-se da alteração do risco relativo como argumento para provar que o medicamento estudado proporciona mais benefícios do que riscos. Por exemplo, caso alguma intervenção farmacêutica reduza o risco no prognóstico de qualquer doença de 1% para 0,5%, os cientistas responsáveis por conduzir os estudos concluem o experimento dizendo que a droga é eficiente, pois reduziu o risco de desenvolvimento da doença em 50%!

Para os leigos isso pode soar como ótimo. Parece que a droga é um milagre e extremamente eficiente, afinal reduziu o risco da doença pela metade! Essa é uma armadilha muito antiga, mas que irá continuar pegando muita gente por muito tempo em nossa história.

Na realidade, isso é um exagero desproporcional e perigoso. A diminuição no risco absoluto de desenvolver a doença, no exemplo citado, é muito baixa. Os efeitos colaterais em longo prazo podem facilmente – e de fato eles se manifestam com frequência – implicar maior risco de morte do que se não se utilizasse a droga. Agora ela se parece tão atrativa assim?

A propósito, vale ressaltar que não estou dizendo isso para recriminar o uso de drogas – nada poderia estar mais longe da verdade. Pretendo apenas salientar a importância do pensamento crítico na interpretação dos estudos em diversos aspectos de nossas vidas, seja você um profissional de saúde ou não.

Visão curta ou raciocínio limitado

Agora, lembre-se da brincadeira do telefone sem fio. Vejamos outra prática no meio acadêmico que faz parte do jogo. Frequentemente, pesquisadores utilizam como referências artigos publicados pelos mesmos autores, o que significa que utilizaram-se argumentos de apenas um pesquisador ou grupo de pesquisadores, o que limita bastante a interpretação da literatura como um todo sobre determinado tema que é objeto da pesquisa. Isso pode ser identificado nos artigos de revisão disponibilizados nas fontes de referências dos estudos.

Como pesquisador, eu utilizei mais de duzentos artigos acadêmicos como fonte de referências para este livro.

Atribuição falsa das referências

Nos meios acadêmico e científico, surpreendentemente, é possível encontrar muitos casos de atribuição errada das referências, o que, em outras palavras, significa que não há relação entre o que o autor está dizendo em seu estudo com o que as fontes de referência científicas citadas em seu próprio estudo estão dizendo.

Esses são os principais problemas na interpretação de estudos, que contribuem para a falta de compreensão de profissionais de saúde e do público em geral a respeito de dietas e certas intervenções farmacológicas.

Apenas tente imaginar quantos estudos sobre alimentação e dieta foram baseados em dados e interpretações falsas.

Lembre-se de Ancel Keys também, o criador da teoria lipídica. Quantos estudos observacionais e clínicos totalmente mal interpretados foram disponibilizados como fonte de sua retórica?

Com relação ao próprio viés de confirmação de Keys na interpretação de um dos estudos utilizados como base para seu argumento na criação da teoria lipídica, podemos encontrar pelo menos três erros elementares em sua investigação científica. No estudo que Keys venerava e que utilizou como uma das bases de seu argumento de 1913, o cientista russo Nikolai Anichkow alimentou coelhos (seres herbívoros) com colesterol purificado e fez com que eles atingissem níveis desproporcionalmente altos de colesterol no sangue, de modo a causar lesões no tecido do endotélio e aumentar a mortalidade por doenças cardíacas. Os níveis de colesterol que os coelhos do experimento atingiram aproximaram-se de 1.000 mg/dl, um valor pelo menos quatro vezes mais alto que a média dos americanos.

1. O estudo conduzido em coelhos poderia ser utilizado apenas como uma hipótese a ser testada em humanos, repetidamente, antes de ter alguma validade; contudo, com base em noções preconcebidas e com uma bela dose de imaginação, concluiu-se que o mesmo aconteceria com seres humanos, mesmo não havendo sequer alguma prova de que o consumo de colesterol dietético levaria ao aumento do colesterol sanguíneo. O grande problema nessa suposição de Keys é que os resultados dos experimentos conduzidos em animais não se traduzem nos mesmos resultados em humanos, principalmente quando os estudos feitos em humanos consistentemente produzem resultados opostos àqueles feitos com coelhos, refutando totalmente essa hipótese.

2. Partiu-se do pressuposto de que o aumento do colesterol sanguíneo em humanos levaria ao aumento dos processos aterogênicos assim como ocorreu aos coelhos, dado o consumo do mesmo alimento, isso independentemente do perfil das lipoproteínas (o chamado colesterol) que estava sendo aumentado, isto é, partículas de LDL pequenas e densas ou grandes e flutuantes, padrão B e padrão A.

3. Tomou-se como premissa o postulado de que o efeito do colesterol purificado no corpo dos coelhos teria o mesmo efeito no organismo humano, e em seguida cometeu-se um erro ainda mais grotesco, o de assumir que o efeito de alimentos ricos em colesterol, mas que também são ricos em compostos bioativos e nutrientes, seria o mesmo no corpo humano, ou nos próprios coelhos, que o do colesterol sintético purificado. Hoje alguns estudos demonstram que o nutriente colina, presente na gema do ovo, age de modo a reverter a esteatose hepática em ratos, causada pelo consumo excessivo de óleos de sementes processados (óleos de cozinha e cremes vegetais processados).

Isso em apenas um dos estudos que Keys utilizou como base de sua teoria, então imagine a totalidade dos erros cometidos! Agora, tente visualizar quantos cientistas e pesquisadores amadores foram influenciados por sua teoria falha e inverídica, ao longo de varias décadas. Os danos à sociedade e ao conhecimento humano são incalculáveis.

Conclusão: os resultados dos estudos em animais devem ser reproduzidos diversas vezes em humanos e o resultado deve apenas ser considerado dentro do contexto dietético específico em que foi conduzido o primeiro estudo, para que os resultados tenham validade científica.

Recapitulando

- O estudo observacional que condena a carne, publicado em 2012, não tem nenhuma validade científica.
- Seguir uma dieta americana rica em *fast-food* foi correlacionado a um maior risco cardíaco, não comer um filé isolado.
- Interpretações errôneas como essas de certos estudos epidemiológicos também estão por trás da confusão a respeito do tema na sociedade.
- CORRELAÇÃO NÃO SIGNIFICA CAUSALIDADE.
- Estudos controlados e randomizados são o padrão ouro das evidências científicas.
- Metanálises são sínteses de diversos ensaios clínicos e randomizados.
- Estudos epidemiológicos e observacionais podem servir para gerar hipóteses, mas não como prova de causa e efeito.
- Nos estudos observacionais não é possível estabelecer causalidade entre as variáveis estudadas, mesmo que a correlação seja alta.
- Os resultados dos estudos devem ter sido replicados em diversos estudos controlados e realizados por meio de diferentes métodos para serem validados.
- A ciência por trás da dieta low-carb se baseia, principalmente, em ensaios clínicos e randomizados que representam o maior grau de evidência científica.
- O pensamento grupal tem um papel negativo na interpretação dos resultados de ensaios clínicos, tanto quanto estudos observacionais.
- O risco absoluto muitas vezes é mais importante que o risco relativo, e muitos estudos manipulam os dados, intencionalmente ou não, ao destacarem o risco relativo quando não deveriam fazê-lo.

- Os resultados dos estudos em animais devem ser reproduzidos diversas vezes em humanos.
- Nos meios acadêmico e científico é possível encontrar muitos casos de atribuição falsa das referências.
- Ancel Keys utilizou-se de estudos observacionais e clínicos totalmente mal interpretados como fonte de sua retórica de que gordura saturada aumenta o colesterol e, logo, aumenta o risco de desenvolver doenças cardíacas.

10
A VILANIZAÇÃO DA GORDURA SATURADA

Ao longo dos últimos dez ou quinze anos, particularmente, houve um aumento exponencial no número de evidências que destacam o importante papel da gordura saturada em uma dieta e, portanto, refutam a teoria lipídica. A gordura saturada, além de não mostrar associação com o risco cardíaco em diversas metanálises recentes, apresenta-se como um componente essencial da dieta para perda de peso e melhora dos biomarcadores de saúde em diversos ensaios clínicos, além de se mostrar importante para diversas populações no mundo.

Nos estudos observacionais, especificamente, a gordura saturada tem demonstrado ser cada vez mais importante para a saúde das populações equatoriais, como as populações das ilhas do Oceano Pacífico e as 229 populações primitivas estudadas por Dr. Loren Cordain, cientista da Universidade do Colorado, e sua equipe, entre as quais o consumo de gordura é relativamente alto (entre 14% e 18% das calorias). Isso é quase o dobro do recomendado por autoridades nutricionais dos Estados Unidos antes das alterações mais recentes, durante as últimas três ou quatro décadas, que não tinham nenhum fundamento evolucionário para o *Homo sapiens* que viveu durante mais de dois milhões de anos no período pré-agricultura, quase idêntico anatomicamente ao homem atual neolítico e com poucas diferenças genéticas.

Mais além, o consumo mundial de populações caçadoras e coletoras é muito similar ao de populações de países europeus que têm menor incidência de doenças cardíacas, o chamado paradoxo europeu, que descrevi nos capítulos relativos à correlação entre o maior consumo de gordura saturada em muitos países europeus e uma menor incidência de doenças do coração.

Consumo de gordura saturada entre as populações nativas da Polinésia

O consumo de gordura saturada pela maioria das tribos nativas da Polinésia é muito alto, se comparado com os padrões de consumo atuais, apesar de ser alto o consumo de carboidratos de baixa carga glicêmica por esses povos. Esse consumo pode representar até 70% da dieta, principalmente na forma de tubérculos, seguidos de frutas e verduras, como no caso dos habitantes de Kitava – ilha situada na Papua Nova Guiné –, exaustivamente estudados pelo médico Staffan Lindberg.

Além do povo de Kitava, foram feitos estudos com duas outras populações da Polinésia Francesa, de Pukapuka e de Tokelau, por Ian Prior et. al. Assim como em Kitava (17%), o consumo de gordura saturada é muito alto entre os habitantes de Pukapuka (34%) e de Tokelau (64%), se comparado com a porcentagem das calorias diárias recomendada durante as últimas décadas pelas autoridades nutricionais dos Estados Unidos (7% ou 10%, dependendo do período) ou até mesmo com a média das populações de caçadores coletores (16%) pelo mundo estabelecidas pelo mapa etnográfico de Cordain.

No entanto, assim como em outras populações isoladas, obesidade, doenças cardíacas e câncer são raros ou praticamente inexistentes nessas populações, mesmo entre os idosos, com dados dos estudos estatisticamente ajustados a eles, o que leva diversos cientistas e pesquisadores a concluírem que uma dieta rica em gorduras saturadas não é prejudicial à saúde dos indivíduos dessas populações. No caso das populações da Polinésia Francesa, a conclusão dos pesquisadores é óbvia, de que não há evidências de que um consumo alto de gordura saturada seja prejudicial aos indivíduos dessas populações.

Das três populações estudadas, todas têm uma dieta rica em carboidratos provenientes de tubérculos, frutas e vegetais, e o Índice de Massa Corporal (IMC) e a porcentagem de gordura corporal dessas populações são extremamente baixos (IMC menor que 20), em comparação com a média de indivíduos de populações industrializadas.

O consumo de carboidratos representa em torno de 70% das calorias diárias consumidas pelo povo de Kitava, 52% pelo de Pukapuka e 34% pela população de Tokelau. O consumo de proteínas ficou em torno de 12% nas três populações.

O povo de Pukapuka incluiu em sua dieta alguns alimentos neolíticos consumidos por populações vizinhas industrializadas, porém em quantidades muito pequenas (<20%), como carnes enlatadas, arroz, farinha de trigo e açúcar. Mesmo assim, isso gerou mudanças mínimas em seu estilo de vida, de modo a permanecerem saudáveis, sem casos reportados de doenças cardíacas e câncer entre os habitantes ao longo do período de estudo.

Entre as três populações estudadas, peixes de lago e de mar eram a principal fonte de proteína consumida, seguidos de carne de porco e de galinha, que eram reservados para rituais que ocorriam com uma certa frequência. Os principais alimentos de origem vegetal dessas populações, com algumas diferenças entre eles, são tubérculos (inhame, mandioca e batata-doce), coco, fruta-pão e banana. Vegetais em geral são consumidos diariamente, assim como outras frutas. O consumo diário de carboidratos dos indivíduos dessas três populações estava na faixa de 180 g a 350 g diárias, e o consumo calórico diário era em torno de 2.200 calorias. Os níveis de triglicérides e colesterol VLDL são baixos e álcool não era consumido.

O coco representou mais de 60% das calorias diárias consumidas pelos habitantes de Tokelau, em torno de 35% das calorias consumidas pelo povo de Pukapuka e 20% das calorias consumidas pelos habitantes de Kitava. O coco é um alimento extremamente rico em gordura saturada, por isso o consumo de gordura saturada dessas populações é muito alto (Kitava – 17%, Pukapuka – 64% e Tokelau – 34%).

De acordo com a análise dos cocos, foi encontrado um alto conteúdo de ácido láurico saturado (12:0) e ácido mirístico (14:0). Segundo Ian Prior e os diversos outros pesquisadores do estudo, não há nenhuma evidência de que o alto consumo de gordura saturada causa algum malefício a essas populações, dada a exuberante saúde e o vigor físico dos habitantes e a não ocorrência de doenças crônicas e degenerativas.

A ideia de que gordura saturada está por trás do aumento da incidência de doenças cardíacas em países industrializados não é corroborada pelas evidências científicas mais recentes e tem pouco fundamento epidemiológico também. A inflamação parece ser a causa dessas doenças, como pesquisas vêm demonstrando cada vez mais, ao contrário do que se pensava, o que torna cada vez mais evidente a ligação entre obesidade, síndrome metabólica e doenças cardíacas, que são impulsionadas pelo excesso de açúcar, farináceos e óleos refinados. Reduzir o consumo de gorduras saturadas não tem fundamento evolucionário e científico, e na prática significa "jogar o bebê junto com a água do banho", ou seja, tentar curar a obesidade gerando subnutrição.

Alguns ensaios clínicos sobre a gordura saturada

Um estudo pequeno, porém muito esclarecedor, conduzido pelo cientista norte-americano Dr. Jeff Volek e pelo Dr. Stephen Phinney, autoridades mundiais em pesquisa com a dieta low-carb high fat (LCHF – pobre em carboidratos e rica em gordura), demonstra uma ligação entre o consumo de gordura saturada e uma melhor saúde metabólica em comparação com o consumo de fontes de amido, podendo levar à melhora da resistência a insulina e da síndrome metabólica.

Dr. Jeff Volek é professor do Departamento de Ciências Humanas da Universidade Estadual de Ohio e conduziu mais de 250 estudos e artigos científicos em colaboração com o Dr. Stephen Phinney, médico cientista e bioquímico de nutrição das universidades de Harvard e Stanford e professor de Medicina da Universidade da Califórnia.

Seu estudo recente demonstra a ligação entre o consumo de gordura saturada e uma DIMINUIÇÃO nos níveis séricos de gordura saturada, ao passo que com o consumo de carboidratos no lugar da gordura saturada houve um AUMENTO nos níveis de gordura saturada no sangue – fator metabólico importante, que tem um papel no surgimento de degenerações metabólicas subsequentes ou paralelas que aumentam substancialmente o risco de doenças do coração e de diabetes.

Nas palavras de Volek: "Havia pessoas consumindo duas vezes mais gordura saturada do que antes de entrarem no estudo, no entanto, quando medimos a gordura saturada no sangue desses indivíduos, ela diminuiu para a maioria deles[8]".

O estudo foi um grande passo na descoberta do que leva ao acúmulo de gordura saturada no sangue e, por conseguinte, nas células e nos tecidos. Há muito tempo sabemos que o consumo de carboidratos, principalmente os refinados, está por trás do acúmulo de gordura corporal, por meio do processo chamado *lipogênese de novo*; no entanto, esse estudo foi claro no propósito de identificar o aumento de gordura saturada no sangue com o consumo de gordura saturada comparado ao consumo de carboidratos.

A distinção foi muito evidente nesse estudo, foi um contraste enorme, muito acima do esperado. Os pesquisadores descobriram que a ingestão de gordura pode ser duplicada ou quase triplicada, sem aumentar os níveis séricos. Mesmo que a amostra do estudo seja relativamente pequena, os resultados se tornam estatisticamente mais significativos pelo fato de demonstrarem que foi possível duplicar e até mesmo quase triplicar o consumo de gordura saturada e ainda assim fazer com que os níveis de gordura saturada no sangue fossem reduzidos; e também devido ao princípio da coerência, com inúmeros estudos que demonstram diversas outras melhorias metabólicas junto com a perda de peso nas dietas pobres em carboidratos. Os resultados são surpreendentes, mas certamente necessitam de mais estudos para apresentar a questão de maneira mais precisa e estatisticamente significante.

Nesse estudo, ainda, os participantes que consumiram a dieta pobre em carboidratos perderam em média 10 kg, o que por si só explica boa parte das melhoras metabólicas com a low-carb e pressupõe um efeito surpreendente de diversos marcadores biológicos, como as gorduras saturadas sanguíneas, nos ensaios clínicos seguintes, comparando dietas pobres em carboidratos com dietas ricas em carboidratos e pobres em gordura. De acordo com Dr. Volek: "Quando você consome uma dieta muito pobre em carboidratos, seu corpo preferencialmente queima gordura saturada[9]".

O estudo se encontra publicado na revista *PLOS* (*Public Library of Science*).

---

8 http://journals.plos.org/plosone/article?id=10.1371/journal.pone.0113605
9 http://journals.plos.org/plosone/article?id=10.1371/journal.pone.0113605

Momento de reflexão

Os cientistas em geral concordam que quanto mais HDL você tem, mais baixo é seu risco de doença cardíaca. Como você deve ter imaginado, as pessoas com síndrome metabólica e diabetes tipo 2 normalmente têm níveis baixos de HDL (colesterol "bom"). A atividade física é um dos meios mais baratos, mais fáceis e mais eficazes de aumentar os níveis de HDL. Consumir gordura saturada é outro!

– **Mark Sisson**, *em O Guia Primal: reprograme seus genes para perda de peso sem esforço, saúde vibrante e energia sem limite.*

Para elucidar melhor essa questão sobre a gordura saturada, uma metanálise conduzida por Lukas Schwingshackl e Georg Hoffmann se une ao corpo de evidências que se acumula a respeito dos riscos de um regime alimentar pobre em gordura saturada e de sua substituição por gorduras poli-insaturadas ômega 6 em sua forma tipicamente consumida, de óleos de sementes processados. É importante salientar que essas gorduras poli-insaturadas se mostram um fator de risco levemente significativo em outra recente metanálise, indicando o que dezenas de ensaios clínicos demonstram no que diz respeito a risco no desenvolvimento de certos tipos de câncer. Isso também é o que mostram alguns dos estudos mais abrangentes sobre o tema, contudo a ligação entre o consumo de gorduras poli-insaturadas e doenças cardiovasculares, apesar de ser estabelecida por alguns estudos, ainda não era tão clara até recentemente.

Essa metanálise, publicada no periódico médico *BMJ Open* em 2014, foi conduzida por Lukas e sua equipe com o objetivo de fazer uma revisão sistemática de 12 ensaios clínicos randomizados com um total de 7.150 participantes, para averiguar os efeitos do consumo de gordura saturada em comparação com o consumo de gordura poli-insaturada no risco de mortalidade por doenças cardiovasculares, em indivíduos que já são portadores de doenças cardíacas.

Apesar de todos os esforços do governo dos Estados Unidos, aliado da indústria de alimentos processados, para incriminar a gordura saturada como a matéria-prima causadora de doenças cardiovasculares e promover o consumo de óleos de sementes processadas como a solução para a nação, a grande maioria dos estudos não mostra nenhum benefício cardiovascular nesse sentido, tampouco dados epidemiológicos de países que consomem mais gordura saturada (lembre-se do paradoxo europeu).

Com a série de estudos conduzidos por Lukas não foi diferente: as análises não demonstraram nenhuma vantagem em substituir as gorduras saturadas (alimento natural) por poli-insaturadas (óleos altamente processados e quimicamente modificados). A mortalidade por doença cardiovascular não foi reduzida.

Conclusão

"Essa revisão sistemática não fornece nenhuma evidência dos efeitos benéficos da redução/substituição das gorduras na prevenção secundária da doença cardíaca coronária. A ingestão maior de ácidos graxos poli-insaturados em substituição aos ácidos graxos saturados não foi associada à redução do risco[10]".

A gordura poli-insaturada é mais instável, ou seja, está mais sujeita a oxidação do que as outras gorduras, quando exposta ao calor, luz e ar, sendo o aquecimento o principal responsável pela oxidação. Quando as gorduras poli-insaturadas são oxidadas, há uma liberação maior de radicais livres, o que danifica as células e está relacionado ao envelhecimento. Os radicais livres também estão relacionados ao surgimento de rugas e problemas na pele.

Nos artigos intitulados "Os segredos sujos da indústria de alimentos processados" publicados em meu blog, foi feita uma explicação sobre o processamento desses alimentos. Eles mostram todo o processo, incluindo a extração química, o aquecimento intenso, o branqueamento e a desodorização.

Durante o processo de desodorização, que visa reduzir o cheiro intenso do óleo, são criadas as gorduras trans. Essas gorduras perversas (para dizer o mínimo) produzem danos metabólicos ao organismo, como a desregulação dos níveis de insulina e do controle da glicose sanguínea. Apesar das leis que visam assegurar que as empresas vendam esses óleos com um aviso no rótulo de que possuem gorduras trans, isso não está acontecendo em São Paulo e provavelmente nem no resto do país – pelo menos é o que demonstra um estudo publicado em julho de 2009 no

---

10 http://bmjopen.bmj.com/content/4/4/e004487

site SciELO chamado "Ácidos graxos trans em óleos vegetais refinados poli-insaturados comercializados no estado de São Paulo, Brasil".

Como se não bastasse o efeito prejudicial da gordura trans no metabolismo, ela é apenas o topo da pirâmide dos problemas desses "alimentos". O excesso de gorduras poli-insaturadas ômega 6 oxidadas afeta negativamente as redes de controles biológicos que dependem das moléculas de ômega 6 eicosanoides, o que causa inflamação, baixa imunidade e problemas no sistema nervoso central, diminuindo a capacidade do corpo de lutar contra infecções e doenças. Afeta negativamente a integridade da camada celular interna dos vasos sanguíneos, contribuindo para o entupimento das artérias.

Momento de reflexão

Seguir uma dieta low-carb ou cetogênica reduz a inflamação naturalmente, sem o uso de medicamentos. Essa inflamação é a verdadeira causadora das doenças do coração, e o fato de que a cetose reduz a inflamação sistêmica é mais uma evidência no apoio à utilização de uma dieta low-carb rica em gordura para melhorar a saúde do coração.

– **Jimmy Moore**, em *Keto clarity: your definitive guide to the benefits of a low-carb, high-fat diet* (Clareza cetogênica: seu guia definitivo para os benefícios de uma dieta low-carb rica em gordura). Obra não publicada no Brasil.

Acha que já leu o suficiente sobre gordura saturada? Estávamos apenas nos aquecendo! Os estudos apontam que, em geral, **a gordura saturada dos alimentos de verdade é saudável para a maioria dos indivíduos**. Em um estudo publicado no *American Journal of Clinical Nutrition* em 2005, foi constatado que o consumo mais alto de gordura saturada previne o desenvolvimento de doença arterial coronária em mulheres no período pós-menopausa que têm aterosclerose.

Em uma análise multivariada, um consumo mais alto de gordura saturada não resultou em declínio do diâmetro coronário médio e estenose da artéria coronária, quando uma artéria do coração fica rígida e comprimida, podendo causar infarto quando a passagem do sangue é bloqueada.

Durante o período do estudo, de mais de três anos, das 235 mulheres estudadas, o grupo que teve maior progressão da aterosclerose foi aquele que consumiu menos gordura saturada. O consumo de óleos de sementes processados, ricos em ômega 6, causou um aumento na progressão da aterosclerose quando utilizado em substituição às gorduras saturada e monoinsaturada.

Embora o consumo de colesterol e gordura saturada não necessariamente cause o aumento dos níveis de colesterol sanguíneos (com frequência o oposto ocorre também), a falta deles pode levar a uma redução perigosa nos níveis de colesterol sanguíneos, especialmente o HDL (colesterol "bom").

A pesquisa segue outro estudo importante publicado no periódico *Annals of Internal Medicine*, por cientistas dos Estados Unidos e do Reino Unido, que mostra que a ligação entre gordura saturada e doenças do coração "não foi estatisticamente significativa".

Recapitulando

- Populações tradicionais da Polinésia Francesa seguem uma dieta muito rica em gordura saturada e têm uma saúde metabólica excelente.
- Foi estimado que a média do consumo de gordura saturada de centenas de populações tradicionais é relativamente alta, e os sujeitos dessas populações são magros e têm marcadores sanguíneos de saúde invejáveis.
- O consumo de gordura saturada e uma saúde metabólica melhor, comparado com o consumo de fontes de amido, pode levar à melhora da resistência à insulina e da síndrome metabólica.
- O consumo de gordura saturada em geral leva a uma DIMINUIÇÃO nos níveis de gordura saturada no sangue, ao passo que com o consumo de carboidratos no lugar da gordura saturada há um AUMENTO nos níveis de gordura saturada no sangue.
- "Quando você segue uma dieta muito pobre em carboidratos, seu corpo preferencialmente queima gordura saturada" (Dr. Volek).

- A gordura saturada, além de não mostrar associação com o risco cardíaco em diversas metanálises recentes, se mostra um componente essencial da dieta para perda de peso e melhora dos biomarcadores de saúde em diversos ensaios clínicos.
- Diversas populações no mundo que consomem quantidades relativamente altas de gordura apresentam uma taxa mais baixa de doenças do coração.
- Em uma revisão sistemática de 12 ensaios clínicos randomizados com um total de 7.150 participantes, não houve nenhuma vantagem em substituir gorduras saturadas por gorduras poli-insaturadas.
- Apesar das leis que visam assegurar que as empresas que vendem óleos processados apliquem no rótulo de seus produtos um aviso de que possuem gorduras trans, isso não está acontecendo em São Paulo, e possivelmente nem no resto do país.
- Os estudos apontam que, em geral, a gordura saturada dos **alimentos de verdade** é saudável para a maioria dos indivíduos.
- Seguir uma dieta low-carb ou cetogênica reduz a inflamação naturalmente, sem o uso de medicamentos.
- Em um estudo com 235 mulheres, o grupo que teve progressão maior da aterosclerose foi aquele que consumiu menos gordura saturada.

11
COLESTEROL: VERDADES E MITOS

"O colesterol é uma substância cerosa e gordurosa produzida principalmente no fígado. Ele é absolutamente essencial para a vida dos seres humanos e dos animais; sem ele, nossas células não poderiam ser regeneradas, não poderíamos manter os níveis hormonais adequados, não poderíamos absorver adequadamente a vitamina D do sol, não poderíamos regular o equilíbrio de sal e água e não poderíamos digerir as gorduras."

– **Jimmy Moore**, em seu livro *Keto clarity: your definitive guide to the benefits of a low-carb, high-fat diet* (Clareza cetogênica: seu guia definitivo para os benefícios de uma dieta low-carb rica em gordura). Obra não publicada no Brasil.

"O que causa o aumento do colesterol?"; "Quando o colesterol alto é um problema?"; "Evito comer ovos para não aumentar o meu colesterol, eu realmente deveria me preocupar?".

Essas são perguntas que recebo frequentemente de leitores novos no Primal Brasil. Para responder a essas questões, vamos analisar o que a literatura diz sobre o colesterol, além da opinião dos cientistas e médicos mais proeminentes sobre o tema.

A falácia atual a respeito do colesterol é baseada no argumento de Ancel Keys, que deve estar se revirando em seu túmulo por ter sido mencionado tantas vezes neste livro. Ele não apenas influenciou o pensamento médico ao longo de décadas, mas também influenciou negativamente o consenso científico até dez ou quinze anos atrás e a mente de milhões de pessoas no mundo – médicos, nutricionistas, profissionais de saúde e o público em geral. A mídia e a sociedade como um todo são geralmente os últimos a acompanhar o progresso científico sobre algo específico como as lipoproteínas, o "colesterol". Os países pobres, como os latino-americanos, são em geral os últimos a acompanhar as mudanças no paradigma das nações de Primeiro Mundo. Dito isso, no Brasil, atualmente, ainda estamos na "idade das trevas" no que diz respeito ao entendimento das lipoproteínas.

Será que as lipoproteínas de baixa densidade – LDL, chamadas erroneamente de colesterol, são as vilãs no processo de formação de placas no processo de aterosclerose?

O LDL, também conhecido por leigos como "colesterol ruim", tem fama de vilão na sociedade. Diversas recomendações dietéticas e farmacológicas já foram prescritas sem nenhum embasamento científico, e o prejuízo à sociedade é imensurável.

Todos os males imagináveis pela medicina que se relacionem a doenças do coração são atribuídos a ele. A maioria dos médicos afirma de pés juntos que ele é o principal causador da placa de ateroma.

Apesar de a ciência sobre as partículas de lipoproteínas já ter avançado tremendamente nas últimas décadas, sob a luz da teoria de Keys e a "sabedoria convencional", o colesterol se tornou um clichê muito difícil de combater. Está praticamente impregnado no DNA humano e poderá levar gerações para que a sociedade seja curada totalmente desse vírus, como disse Barack Obama, ex-presidente dos Estados Unidos, a respeito do racismo no país em uma de suas entrevistas após o assassinato de nove membros de uma igreja afro-americana em Charleston, na Carolina do Sul, em junho de 2015.

O LDL é uma lipoproteína de baixa densidade utilizada para transportar os excessos de macronutrientes consumidos e que chegam ao fígado pela corrente sanguínea para células e tecidos que requerem esse nutriente para funções de reparo celular.

Existem duas principais classificações de partículas de LDL mensuráveis:

1. As partículas grandes e flutuantes, ou o chamado padrão A, que são inofensivas e classificadas como colesterol LDL bom.

2. As partículas pequenas e densas de LDL, também chamadas de padrão B, potencialmente perigosas, que podem facilmente penetrar a parede arterial, causando inflamação no endotélio, nas artérias do coração.

Temos aqui uma distinção muito importante e que é determinante no diagnóstico de risco cardiovascular, que historicamente foi e continua sendo ignorado por médicos não especializados, ou que se encontram à parte dos avanços da ciência.

Além disso, em geral, mais de 70% das partículas de LDL são formadas por triglicérides, o que significa que os carboidratos são os principais responsáveis pelo aumento das partículas de LDL no corpo, pois são convertidos em triglicérides no fígado.

Doces, tortas, massas, salgados, bolos, biscoitos e torradas estão por trás do aumento dos triglicérides sanguíneos e das pequenas partículas de LDL aterogênicas ou VLDL, o padrão B. Por outro lado, o consumo de gorduras saturadas e monoinsaturadas é responsável por níveis de colesterol sanguíneos majoritariamente constituídos por partículas grandes e flutuantes de LDL com baixo potencial para aterosclerose, o padrão A. Mais adiante, a conversão de partículas LDL padrão A para padrão B pode ser exacerbada com o aumento da insulina no sangue.

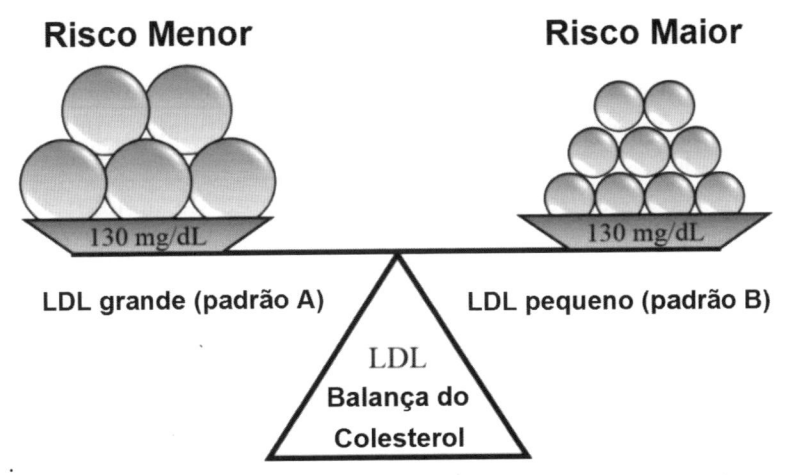

São muitas lipoproteínas de baixa densidade pequenas e densas LDL padrão B, no lado direito da imagem que causam placa de ateroma.

De maneira geral, os níveis de colesterol variam muito de pessoa para pessoa. No entanto, inúmeros estudos demonstram com muita segurança que os níveis de LDL altos por si só significam muito pouco, ou nada, em termos de risco. De fato, eles demonstram que o **número** alto de partículas de colesterol LDL (LDL-P) está associado a um maior risco de desenvolvimento de doenças cardíacas, enquanto a **concentração** do colesterol nas partículas de LDL, o LDL-C (o famoso colesterol, dos exames tradicionais), não é um indicativo de doenças cardíacas.

Permita-me explicar melhor. Para começar, o famoso colesterol não é um colesterol: essa é uma simplificação grotesca, responsável pela incompreensão por parte do público e de muitos profissionais de saúde. Esse fenômeno de incompreensão ocorre de maneira um tanto similar, ou até mesmo paralela, à incompreensão sobre a nutrição, por causa da pobre interpretação de estudos epidemiológicos, má alocação desses estudos na hierarquia de evidências científicas e o excesso desses estudos observacionais mal conduzidos. O substantivo "colesterol" eu uso apenas para situar você, caro leitor. Na realidade, são lipoproteínas, e, como a própria palavra diz, "lipo" = lipídios + proteínas. O colesterol é um tipo de lipídio (gordura).

Cada uma das partículas de lipoproteína contém quantidades variadas de colesterol, triglicérides e proteínas, e o conteúdo de cada um desses nutrientes nas partículas varia: as partículas grandes e flutuantes de lipoproteínas, o HDL, são mais abundantes em proteínas, as partículas pequenas e densas de lipoproteínas, o LDL, têm maior concentração de colesterol e, por fim, as partículas muito pequenas e densas de lipoproteínas, o VLDL, contêm quantidades mais elevadas de triglicérides.

Portanto, o valor de triglicérides no sangue de alguém é sempre o equivalente a cinco vezes o valor de VLDL no sangue (partículas de lipoproteína de muito baixa densidade, ou padrão B). Logo, se alguém tem um nível de 50 mg/dl de triglicérides, os níveis de VLDL obrigatoriamente serão de 10 mg/dl. Níveis altos de VLDL estão relacionados a um maior NÚMERO de partículas pequenas e densas de LDL aterogênicas (LDL-P), enquanto a CONCENTRAÇÃO do colesterol nas partículas (LDL-C) medida pelos exames tradicionais não está relacionada aos níveis de triglicérides sanguíneos/VLDL.

Dos maiores e mais abrangentes estudos já feitos sobre o tema (entre o estudo Interheart e alguns outros), o estudo Framingham foi realizado ao longo de décadas, com uma amostra em nível populacional, e o estudo multiétnico de aterosclerose (MESA) acompanhou 6.000 homens e mulheres de cinco comunidades diferentes nos Estados Unidos. O estudo multiétnico demonstrou que o número de partículas de lipoproteínas (LDL-P) em nmol/L é um fator determinante na progressão da aterosclerose, e quando o número de partículas não é levado em consideração, e sim apenas o tamanho das partículas de lipoproteínas (padrão A ou padrão B), partículas pequenas e densas de LDL são mais aterogênicas.

Um modo fácil de visualizar isso seria com o seguinte exemplo: veículos carregam passageiros de um local para outro. A estrada seria o sangue, o número de veículos (1) circulando pela estrada seria representado pelo NÚMERO de partículas (LDL-P), enquanto o número de passageiros (2) dos veículos seria a CONCENTRAÇÃO do colesterol (LDL-C) nas partículas.

O que os maiores estudos sobre o tema descobriram foi que um maior número de veículos (LDL-P) é determinante no surgimento e na progressão da aterosclerose, enquanto o número de passageiros (LDL-C, ou o famoso "colesterol" dos exames tradicionais) não está relacionado aos processos aterogênicos. Em outras palavras, o que é mais provável que cause um congestionamento, o excesso de veículos (LDL-P) em uma estrada ou o excesso de passageiros (LDL-C) dentro dos veículos? Claro que o número de veículos.

Além do número de veículos (LDL-P) ser mais importante do que o número de passageiros (LDL-C) para causar um congestionamento, o tamanho das partículas de LDL também é determinante.

Partículas pequenas e densas de LDL (padrão B) contribuem muito mais para os processos de aterosclerose do que partículas grandes e flutuantes de LDL (padrão A), pois partículas pequenas e densas de LDL (padrão B) são mais propícias a serem oxidadas, ou seja, a reagir ao oxigênio e causar inflamação nos vasos sanguíneos – estudos in vitro demonstram que essas partículas de LDL são três a quatro vezes mais propensas a serem oxidadas do que as partículas grandes e flutuantes de LDL.

Um estudo de 2014 publicado no *Journal of Clinical Lipidology*[11] elucidou essa questão, de forma a convencer os pesquisadores de que o **número** de partículas de colesterol, o LDL-P, é um indicador melhor de doenças cardíacas do que o colesterol HDL ("bom") reduzido. Ou seja, a **concentração** de partículas de LDL (LDL-C) não está relacionada com as doenças cardíacas, mas sim o **número** de partículas de lipoproteínas (LDL-P), o qual não é medido pelos exames tradicionais.

Somado ao corpo de evidências sobre as lipoproteínas, o excesso de partículas (LDL-P) pequenas e densas de LDL, o padrão B, está diretamente ligado aos triglicérides no sangue, que por sua vez estão no "topo da cadeia alimentar" de fatores de risco para doenças cardíacas, principalmente quando o HDL se encontra reduzido.

Em outras palavras, se os níveis de HDL (colesterol "bom") estiverem altos, os triglicérides, VLDL, a pressão sanguínea e a gordura visceral (abdominal) estiverem baixos e ainda assim o colesterol LDL-C estiver alto (o famoso colesterol), a probabilidade de que ele seja um problema é mínima, extremamente baixa. A propósito, outro estudo mais recente constatou que 94% das pessoas que tiveram doenças cardíacas possuíam pelo menos uma das seguintes características: nível de triglicérides alto, HDL (colesterol "bom") baixo, alta pressão sanguínea, eram fumantes e/ou apresentavam glicose em jejum acima de 100 pontos (ou 100 mg/dl). Os pesquisadores concluíram que um estilo de vida saudável, que consiste em uma dieta saudável, atividades físicas e sono adequado, poderia ter EVITADO MAIS DE 90% DOS CASOS de doenças cardíacas nos Estados Unidos.

Desse modo, a relação triglicérides/HDL dos exames, junto com o *score* de calcificação coronária e a medida da espessura da camada íntima-média (IMT – Intima-Media Thickness) da artéria carótida comum, são os principais indicadores de doenças do coração, e o score de calcificação coronária e a medida da espessura da camada íntima-média (IMT) são medidas diretas de processos ateroscleróticos, enquanto os triglicérides/HDL são previsores indiretos. As medidas diretas são exames fantásticos para você solicitar ao seu médico. Porém, alguns médicos (muito menos a mídia) não compreendem o que esse corpo de evidência científica mostra, ou simplesmente não estão cientes de sua

---

11 http://www.lipidjournal.com/article/S1933-2874(14)00078-6/abstract

existência, por não serem investigadores científicos, por não trabalharem nesse campo de atuação, ou talvez por estarem presos aos ensinamentos da faculdade, que podem se encontrar com décadas de atraso no ensino dos dados científicos sobre as lipoproteínas. Em outras palavras, de uma forma ou de outra podem estar presos à teoria lipídica de Ancel Keys, mesmo sem saberem ou sem se lembrarem de sua existência.

Está gostando da leitura? Irei recapitular os pontos mais importantes para você, na sequência dos acontecimentos:

1. Comer mais carboidratos refinados
2. Maiores os níveis de triglicérides no sangue
3. Maior o seu LDL padrão B (ruim)
4. O número dessas partículas LDL padrão B (ruim) é aumentado
5. O risco cardiovascular fica mais elevado

Quanto às proteínas de alta densidade "colesterol" HDL, elas são responsáveis por transportar o excesso de triglicérides da corrente sanguínea para serem eliminados pelo fígado. Por isso o risco de inflamação no endotélio, o tecido que reveste os vasos sanguíneos do coração, é reduzido drasticamente com uma boa relação HDL/triglicérides no sangue. Em geral, um número enorme de evidências demonstra que as gorduras saturadas e monoinsaturadas são as principais responsáveis por elevar o HDL sanguíneo, enquanto os carboidratos em geral elevam os triglicérides séricos.

Nenhuma relação entre o consumo de colesterol dietético e o colesterol total sanguíneo

No ensaio clínico randomizado e cruzado conduzido por David L. et al., o consumo de dois ovos por dia durante seis semanas não afetou a função dos eicosanoides e não levou ao aumento dos níveis de "colesterol" sanguíneos. Ovos são altamente nutritivos e consumidos pelo ser humano há centenas de milhares de anos. O autor demonstrou que o consumo de ovos não causou alterações significativas no colesterol total dos indivíduos estudados, sendo que antes de os participantes consumirem uma dieta rica em colesterol e ovos, a média do colesterol deles era de 203,8 mg/dl, e, depois de consumirem uma dieta alta em colesterol (exógeno), o colesterol total sanguíneo (endógeno) foi para 205,3 mg/dl, uma alteração que nem chega perto de ser estatisticamente significante.

Outros estudos também têm demonstrado pouca relação entre o colesterol consumido e o nível de colesterol sanguíneo, **o que contraria novamente a "sabedoria" popular, altamente influenciada pela mídia e a indústria de alimentos processados**, colocando a hipótese lipídica em xeque, junto com as evidências de que o colesterol total é um pobre ou insignificante indicador de risco de desenvolvimento de doenças cardiovasculares.

Um famoso estudo do departamento de saúde do estado da Carolina do Sul, nos Estados Unidos, conduzido por Daniel T. e Frances Wheeler, apontou uma pequena diferença no colesterol sérico em nove padrões diferentes de consumo dietético. Além disso, níveis altos de colesterol total sanguíneo nos indivíduos, acima de 240 mg/dl, não estavam relacionados ao colesterol total dietético dos diferentes padrões de dieta, **mas a mais carboidratos na dieta e menos gordura.**

Outro estudo, conduzido por Martha Nydia et al. em 2015, demonstrou que o consumo de ovos melhora a inflamação sem aumentar o risco cardiovascular se comparado com o consumo de aveia, em diabéticos. O fato de ser um dos alimentos mais nutritivos que existem, também é um fator muito importante a ser considerado.

A proliferação do mito do colesterol no mundo

Em uma de suas entrevistas, em maio de 2013, Uffe Ravnskov, famoso investigador dinamarquês e fundador da Liga Internacional dos Céticos do Colesterol, explica como a indústria tentou invadir a cultura dinamarquesa em 1989, e diz que ficou surpreso com o fato de que não havia sequer uma indicação na literatura médica que mostrasse de maneira convincente uma relação entre os níveis de colesterol sanguíneos acima de 200 mg/dl e um maior risco de doenças cardíacas. Havia apenas uma "guerra de estudos", em que a maioria deles, na época, havia sido paga pela indústria farmacêutica e de cremes vegetais, o que indica um claro conflito de interesses, caracterizando-os como estudos de menor importância do ponto de vista da hierarquia das evidências científicas que regem os princípios básicos da boa ciência. Além disso, os dados estatísticos apresentam uma relação inversa entre níveis de colesterol total acima de 200 mg/dl e o índice de doenças cardíacas, e de fato há muitas evidências, inclusive a de que reduzir o colesterol pode aumentar o risco cardiovascular, e não diminuir, como descoberto pelo estudo de Framingham, um dos maiores e mais abrangentes estudos sobre o tema.

Nas palavras de Ravnskov:

"Dois grupos de investigação norte-americanos mostraram recentemente que o colesterol de pacientes que deram entrada no hospital com ataque cardíaco estava abaixo do normal. Concluíram que era preciso baixar o colesterol ainda mais. Um dos grupos fez isso. Três anos depois, tinha morrido o dobro dos pacientes dos quais tinham baixado o colesterol, comparativamente àqueles em que o colesterol foi mantido inalterado".

Com relação às drogas redutoras de colesterol, como as estatinas, inúmeros estudos indicam que não há redução no risco das doenças cardíacas de maneira significativa, de modo a superar os riscos dos efeitos colaterais, quando se usam essas drogas como prevenção primária. Quanto aos possíveis efeitos colaterais, eu já descrevi em outras seções do livro, mas fica novamente a mensagem, nas palavras de Uffe:

"Não usem estatinas! O seu benefício é mínimo e o risco de efeitos adversos é muito mais alto do que o que as farmacêuticas dizem. Vários investigadores independentes mostraram que há problemas musculares em 25% a 50% das pessoas, especialmente nos mais velhos. Pelo menos 4% desenvolvem diabetes e parece haver também ligação com perdas de memória ou Alzheimer. Os problemas hepáticos também são um risco. A campanha do colesterol é simplesmente o maior escândalo médico do nosso tempo[12]".

Muitas entidades de pesquisas em diversos países do mundo chegaram à conclusão, com base em dados estatísticos locais ou internacionais, de que simplesmente não há nenhuma relação entre níveis altos de colesterol e maior incidência de infarto do miocárdio. A Sociedade Japonesa para Nutrição Lipídica (Japan Society for Lipid Nutrition), um órgão de renome, lançou diretrizes para que não haja mais ênfase na

---

12 http://activa.sapo.pt/saude-e-beleza/2013-05-03-A-campanha-do-colesterol-e-o-maior-escandalo-medico-do-nosso-tempo-1

redução do colesterol sanguíneo endógeno, uma vez que níveis baixos de colesterol estão relacionados a maior incidência de doenças do coração, especialmente quando se encontram em quantidades muito baixas, abaixo de 160 mg/dl de colesterol total no sangue, com base em dados estatísticos do Japão e dos Estados Unidos (em outros países a relação é semelhante).

Tomohito Hamazaki, professor do Instituto de Medicina Natural da Universidade de Toyama, um dos principais responsáveis pelas diretrizes do instituto japonês, esclarece em uma entrevista a relação do colesterol sanguíneo com as doenças no Japão, com base nos dados estatísticos do país em 2012:

"Ao examinar todas as causas de morte, como câncer, pneumonia e doenças cardíacas, verificou-se que o número de mortes atribuíveis a níveis de colesterol LDL superiores a 140 mg/dl é menor do que o das pessoas com baixos níveis de colesterol LDL[13]".

Com base em uma amostra populacional de 26.000 pessoas na cidade de Isehara, província de Kanegawa, a taxa de mortalidade de homens cujos níveis de colesterol LDL estavam entre 100 mg/dl e 160 mg/dl foi baixa, enquanto a taxa subiu para aquelas pessoas com os níveis de colesterol LDL menores que 100 mg/dl". Ou seja, houve mais mortes entre aqueles que tinham colesterol mais baixo do que entre os que tinham níveis de colesterol médios e elevados. De maneira semelhante, entre as mulheres com colesterol LDL abaixo de 120 pontos foram maiores os índices de mortalidade por doenças do coração. Os estudos demonstraram que o aumento de colesterol que ocorre naturalmente no período da menopausa não tem nenhum impacto nos processos de aterosclerose, pois trata-se de processos naturais decorrentes das alterações hormonais inerentes à menopausa.

Hamazaki baseia seus argumentos em ensaios clínicos randomizados e dados estatísticos nacionais e internacionais, inclusive em um estudo com amostra de escala nacional com 16.850 participantes de todo o Japão, que demonstrou que até mesmo entre pacientes com hiperlipidemia, ou seja, com colesterol total muito elevado, o índice de mortes por doença vascular cerebral (AVC) foi inferior ao número de mortes em indivíduos que tinham colesterol baixo. Hamazaki afirma, em seu relato sobre as

---

13 https://www.ncbi.nlm.nih.gov/pubmed/7454697

pesquisas clínicas e estatísticas: "O colesterol é um componente essencial para a criação de membranas celulares e hormônios. Não é recomendado manter artificialmente valores mais baixos de LDL por meio da ingestão alimentar e de medicamentos[14]".

O consumo de gordura saturada e colesterol é essencial para o bom funcionamento do organismo de diversas formas:

- Eles são essenciais para o bom funcionamento dos sistemas imunológico e endócrino. O colesterol funciona como sinalizador para a produção de hormônios. Essas gorduras têm um papel importante no sistema imunológico, porque incentivam os glóbulos brancos a destruírem bactérias invasivas, vírus e fungos e a combaterem tumores. Quem tem colesterol sanguíneo em níveis normais tem mais glóbulos brancos, os leucócitos.

- O colesterol é essencial para que o corpo produza naturalmente uma cascata de reações químicas que produzirão níveis adequados de hormônios, como a testosterona, estrogênio, cortisol, esteroides, entre outros, além da síntese de proteínas. Por esse motivo, quem consome menos colesterol tem tendência a ser mais ansioso e estressado.

- O ser humano precisa de uma dieta nutricionalmente densa e dispor de substratos energéticos para otimizar a função cerebral e as mitocôndrias das células, e não de açúcar, que é o produto da digestão de grãos e farináceos. As mitocôndrias controlam o fornecimento de energia para as células.

- Gordura saturada na forma de óleo de coco, manteiga, gema de ovo, entre outras fontes, e o consumo adequado de ômega 3, DHA e EPA (encontrados em frutos do mar) são mais importantes do que a linhaça e outras sementes – que contêm ácido alfa-linoleico (ALA) –, e tais alimentos servem como uma das matérias-primas de que precisamos para manter a saúde cardiovascular e otimizar as funções cognitivas (veja o exemplo da famosa doutora Terry Wahls, que curou sua condição de esclerose múltipla severa basicamente otimizando sua função mitocondrial com esses e outros ótimos alimentos).

---
14 https://www.ncbi.nlm.nih.gov/pmc/articles/PMC3899519/

- O colesterol tem como função, entre outras, proteger a bainha de mielina, um tecido gorduroso que isola as fibras neurais, que fortalece a capacidade de condução elétrica na transmissão de mensagens entre os neurônios, a transmissão sináptica, ou a transmissão elétrica entre um neurotransmissor e outro.
- A gordura saturada e o colesterol são essenciais para o bom funcionamento mitocondrial e da bainha de mielina. A maior parte do colesterol do corpo, mais de 70%, reside na bainha de mielina, e o cérebro é o órgão mais rico em colesterol. Ele é essencial para o funcionamento do cérebro. Se nossos ancestrais não consumissem colesterol e gordura saturada, eu não estaria aqui escrevendo este livro!

Todo mundo sabe que, hoje em dia, a ideia de que o colesterol alto aumenta a probabilidade de desenvolvimento de doenças cardíacas está mais do que estabelecida no Brasil, e parece que poucos questionam esse fato, afinal, se meu médico disse isso, deve ser verdade, não é mesmo?

Investiguei alguns estudos que demonstram de forma simples, óbvia e irrefutável a irrealidade dessa questão. Antes de sairmos por aí comprando remédios para diminuir o colesterol ou nos orgulharmos por termos o colesterol baixo, vamos fazer um rápido resumo do que os estudos dizem sobre o assunto.

Diversos estudos randomizados demonstraram que o aumento do consumo de carboidratos refinados e a diminuição do consumo de gordura não estão associados a menor risco de desenvolvimento de doenças cardíacas, muito pelo contrário, e isso também é corroborado por dados epidemiológicos que demonstram a correlação entre o maior consumo de gordura *per capita* e a menor incidência de doenças cardiovasculares – você já deve ter lido a respeito desses estudos, e outros estão listados nas referências, no fim do livro.

A Associação Americana do Coração, antes da década de 1960, já estava ciente disso, até que foram criadas políticas pelo governo, suportadas por uma teoria refutada havia muito tempo por cientistas e pesquisadores confiáveis. Políticos usaram como base essa teoria do pesquisador Ancel Keys para o estabelecimento das diretrizes nutricionais da época, que se estendem até os dias atuais, baseadas em um alto consumo de grãos e carboidratos refinados, gerando um aumento do subsídio dado pelo governo à agricultura que resultou na criação e promoção de produtos altamente prejudiciais à saúde, como os cereais matinais. Já abordei mais detalhadamente esse assunto inclusive em meu livro *A dieta dos nossos ancestrais*.

Ao contrário do que a Associação Americana do Coração costumava afirmar, NÃO EXISTEM evidências de que uma pessoa que tem colesterol total acima de 190 mg/dl com níveis de HDL altos precise baixar o colesterol para diminuir os riscos de infarto. Existe pouca correlação entre o colesterol total e a criação de placas. Sabe-se que há apenas uma pequena associação para quem tem níveis de colesterol acima de 300 mg/dl. A maior ocorrência de infarto está em indivíduos que têm níveis entre 150 e 225 mg/dl, e isso acontece simplesmente porque essa é a média da população em geral.

Os únicos indicadores lipídicos da síndrome metabólica, de diabetes e risco cardiovascular são os triglicérides/HDL e o VLDL, além de outros biomarcadores que também servem como referência, como insulina em jejum, glicose, proteína C-reativa, dilatação fluxo-mediada, *score* de calcificação das artérias do coração. Porém, é impressionante a capacidade da indústria farmacêutica de favorecer a decisão de muitos médicos de ignorar completamente todos esses marcadores, favorecendo somente o colesterol, que é apenas um indicador marginal de doenças cardíacas, que nos diz muito pouco sobre a saúde cardiovascular de um indivíduo. A necessidade de muitos médicos de simplificar a questão é descrita de maneira muito clara em alguns artigos nacionais. Muitos deles simplesmente não conseguem entender a questão.

O colesterol alto não é a causa das doenças cardíacas, como muitos pensam, mas sim a inflamação e os danos oxidativos na parede arterial, que são induzidos por partículas pequenas e densas de LDL, surgidas como consequência do consumo excessivo de carboidratos refinados. A oxidação das partículas de gordura de muito pequena densidade, VLDL, supostamente induz a formação de placas nas artérias. Essas partículas muito pequenas estão sujeitas a oxidação. Quando o LDL está acima de 300 mg/dl, aumentam as chances de que o número de minipartículas se eleve, por isso a pequena correlação com os casos de infarto. Outra observação é o fato de que o colesterol total baixo, menor que 190 mg/

dl, quando associado a um HDL baixo (o colesterol "bom"), aumenta o risco de desenvolvimento de doenças cardíacas.

Já um indivíduo que tem colesterol alto, acima de 225 mg/dl, mais alto que a média populacional, por exemplo, não tem risco maior de desenvolver doença cardíaca se o HDL for alto e outros marcadores estiverem bons; nesse caso, o indivíduo simplesmente tem uma tendência natural a ter o colesterol alto. Isso é algo incompreensível para muitos profissionais de saúde que simplesmente não conseguem entender o fato de que as pessoas não são iguais aos robôs, existe uma grande variabilidade genética que impede que alguns indivíduos tenham o colesterol baixo, a não ser sob condições de extrema fome e desnutrição ou com o uso excessivo de medicamentos – e isso obviamente não significa que tenham maior propensão ao desenvolvimento de doenças cardíacas.

Sendo assim, não é inteligente tentar manipular o colesterol total por meio da dieta sem levar em consideração os diversos marcadores de saúde cardiovascular, tanto na prevenção primária quanto na terciária, o que pode impedir que o organismo exerça suas funções naturais de maneira eficiente. Como relatado em capítulos anteriores, a estatina e drogas redutoras de colesterol podem ajudar a reduzir a inflamação e as mortes cardiovasculares de uma demografia específica de indivíduos que já sofreram ataques cardíacos e, portanto, independentemente do efeito redutor do colesterol.

Existe um limite em que os níveis de colesterol HDL, LDL e totais podem ser alterados com intervenções, como dieta, exercícios físicos e ganho de massa muscular. Tentativas de atingir níveis preestabelecidos como, por exemplo, os níveis recomendados até recentemente pela Associação Americana do Coração, desprovidos de rigor científico, ou seja, um colesterol LDL abaixo de 100 mg/dl, não é apenas perigoso, como incrivelmente estúpido, pois em muitos indivíduos está além da capacidade natural do corpo atingir esse nível de colesterol, a não ser por meio de drogas ou em estado de severa desnutrição.

Felizmente, cada vez mais profissionais estão se tornando conscientes disso hoje em dia, embora muitos acabem com frequência colocando em risco a vida dessas pessoas, em consequência de sua ingenuidade e desconhecimento científico.

Um estudo conduzido em 2009, na Universidade da Califórnia, em Los Angeles – UCLA –, publicado no *American Heart Journal* (jornal americano de cardiologia), é mais um em meio a diversos outros estudos que iluminam mais essa questão. Título do estudo: "A maioria dos pacientes com doenças cardíacas tinha níveis de colesterol que não indicavam risco cardíaco".

Dados de mais de 100.000 indivíduos foram utilizados como amostra para esse estudo nacional, em que aproximadamente 75% dos indivíduos hospitalizados por ataques cardíacos tinham níveis de colesterol "normais", ou seja, dentro do padrão considerado ideal pelas autoridades médicas e nutricionais dos Estados Unidos e do Brasil, que supostamente não colocaria os indivíduos em situação de maior risco de desenvolverem doenças cardíacas.

O estudo demonstrou que:

- Mais da metade dos pacientes internados por ataques cardíacos tinham baixos níveis de colesterol HDL (o colesterol "bom").
- Aproximadamente 75% dos indivíduos hospitalizados por terem sofrido ataques cardíacos tinham o colesterol total abaixo de 200 mg/dl, ou seja, um colesterol LDL baixo também.
- Dos indivíduos que sofreram infarto pela primeira vez e que não tinham histórico de diabetes, 72,1% tinham níveis de colesterol LDL abaixo de 130 mg/dl. (Adivinhe qual é a recomendação das autoridades médicas! É de mantê-lo abaixo de 130 mg/dl, de modo a favorecer o desenvolvimento de doenças cardíacas em vez de preveni-las.)
- 50% dos indivíduos que sofreram ocorrências cardiovasculares fatais ou não fatais tinham colesterol LDL menor que 100 mg/dl. Lembrando, novamente, que a recomendação atual é mantê-lo abaixo de 100-130 mg/dl.

A conclusão óbvia desse e de outros estudos é que níveis de colesterol HDL ("bom") baixos, junto com níveis de colesterol LDL também baixos, estão associados a um maior risco de infarto.

Não é somente o risco de desenvolvimento de doenças cardíacas que é aumentado quando o colesterol total e o HDL (colesterol "bom") se encontram em níveis baixos, mas existe também uma relação com o crescimento de tumores. No famoso estudo de larga escala chamado Framingham Study, iniciado em 1948, homens cujos níveis de colesterol total estavam abaixo de 190 mg/dl tiveram três vezes ou mais chances de ter câncer de cólon, em comparação com os homens que tinham colesterol superior a 220 mg/dl. Um total de 5.209 pessoas, com idades entre 30 e 62 anos no início do estudo, foram observadas por mais de trinta anos. O fator de risco encontrado para o desenvolvimento de câncer de próstata foi nível alto de gordura acumulada nas vísceras (gordura abdominal) junto com níveis baixos de colesterol, para o espanto de muitos que acreditavam fervorosamente na teoria lipídica. Como você já sabe, o jeito mais fácil de acumular gordura abdominal é consumindo açúcar e carboidratos refinados.

O físico Gary Taubes, um dos mais proeminentes jornalistas científicos sobre alimentação da história, se não o melhor, em seu livro *Good calories, bad calories*, relata muito bem o progresso dos estudos ao longo das décadas apontando os fatos listados a seguir.

- Pesquisadores acreditam que o consumo de gorduras poli-insaturadas encontradas em margarinas e óleos de sementes processados aumenta o índice de desenvolvimento de tumores.
- O câncer mais prevalente em pessoas com níveis baixos de colesterol é o câncer de cólon.
- Em 1974, os principais investigadores de seis estudos populacionais contínuos, incluindo o estudo Framingham, publicaram em um dos periódicos médicos mais prestigiados do mundo, *The Lancet*, que baixos níveis de colesterol estão associados ao desenvolvimento do câncer de cólon.
- Em 1978, um estudo clínico com 16.000 homens usando drogas para diminuir os níveis de colesterol total obteve resultados similares.
- No estudo Framingham, homens com colesterol total abaixo de 190 mg/dl ainda tinham duas vezes mais chances de desenvolver qualquer tipo de câncer do que indivíduos com o colesterol total acima de 280 mg/dl.

- A partir dos anos 1980, essa ligação se tornou cada vez mais evidente em diversos estudos.

Agora, voltando à questão do que alguns médicos receitam para baixar o colesterol como método de prevenção primária, a realidade é que eles provavelmente estão apenas seguindo as diretrizes estabelecidas e nunca tentaram se aprofundar mais no assunto, mantendo-se em sua zona de conforto, e o pensamento científico foi substituído pelo "bom senso" convencional. Lembre-se, alguns físicos foram lançados na fogueira na Idade Média por ousarem dizer que a Terra gira em torno do Sol, e não o oposto, como a "sabedoria convencional" da Igreja afirmava.

Simplesmente os interesses financeiros da indústria farmacêutica, que lucra bilhões todos os anos, ditaram as regras do jogo, definindo permanentemente a ideia de que o colesterol total deve ser mantido abaixo de 200 mg/dl a todo custo, em muitos casos em jovens e até mesmo em crianças saudáveis. Os efeitos colaterais das medicações são potencialmente danosos, podendo causar a morte prematura, e não há sequer prova científica, isenta de conflito de interesses, de algum efeito protetor da saúde cardiovascular de modo a superar o potencial negativo dos efeitos colaterais, o que coloca a situação ao critério do acaso, pois a diminuição do colesterol LDL pode aumentar o risco de infarto – justamente o que os médicos querem combater.

Cada vez fica mais claro o fato de que a garantia de prevenção por meio de tal intervenção é muito baixa. Uma intervenção dietética é a ferramenta mais potente de prevenção que existe. Inúmeros estudos demonstram que o controle da insulina e da glicemia, uma dieta nutritiva que inclua o consumo mínimo de colesterol e gorduras saturadas, redução e melhora da qualidade dos carboidratos consumidos, além de modificações no estilo de vida em geral, certamente proporcionam um impacto na saúde superior ao das drogas, como prevenção primária, sem os efeitos colaterais, sendo, assim, garantia de sucesso. Então, por que continuar promovendo o que não funciona? Se por acaso seu médico continuar usando como base dogmas sem nenhum fundamento científico, você deveria procurar um profissional mais confiável.

Recapitulando

- Um famoso estudo encontrou uma pequena diferença em colesterol sérico na comparação de nove padrões diferentes de consumo de alimentos.

- Outros estudos também demonstraram pouca relação entre o colesterol consumido e o nível de colesterol sanguíneo, o que contraria novamente a "sabedoria" popular, altamente influenciada pela mídia e pela indústria de alimentos processados.

- Em um ensaio clínico randomizado e cruzado conduzido por David L. et. al, o consumo de dois ovos por dia durante seis semanas não causou inflamação e não levou ao aumento dos níveis de "colesterol" sanguíneos.

- O colesterol é essencial para que o corpo produza naturalmente uma cascata de reações químicas que produzirão níveis adequados de hormônios, como a testosterona, estrogênio, cortisol, esteroides, além de síntese de proteínas, entre outros.

- O colesterol é essencial para o bom funcionamento dos sistemas imunológico e endócrino.

- O colesterol tem a função de proteção da bainha de mielina, um tecido gorduroso que isola as fibras nervosas e fortalece a capacidade de condução elétrica na transmissão de mensagens entre os neurônios.

- A maior parte do colesterol do corpo, mais de 70%, reside na bainha de mielina, e o cérebro é o órgão mais rico em colesterol, essencial para o seu funcionamento.

- Os estudos indicam que o uso de drogas redutoras de colesterol como prevenção primária, como as estatinas, não reduz o risco de doenças cardíacas de maneira significativa, de modo a superar os riscos dos efeitos colaterais.

- Entre homens com níveis de colesterol LDL médios, mais especificamente entre 100 e 160 mg/dl, houve menos mortes por doença cardíaca do que entre indivíduos com níveis de lipoproteínas LDL menores que 100 mg/dl, em uma cidade no Japão.

- Entre 16.850 participantes com colesterol total muito elevado, o índice de mortes por doença vascular cerebral (AVC) foi inferior ao número de mortes entre indivíduos que tinham colesterol baixo, em um estudo representando o Japão TODO!
- Dados de mais de 100.000 indivíduos da UCLA foram utilizados como amostra para um estudo em que aproximadamente 75% dos indivíduos hospitalizados como consequência de ataque cardíaco tinham níveis de colesterol "normais". Mais da metade desses pacientes tinham baixos níveis de colesterol HDL (o colesterol "bom"). Aproximadamente 75% desses indivíduos tinham o colesterol total abaixo de 200 mg/dl, ou seja, colesterol LDL baixo também.
- Pesquisadores acreditam que o consumo de gorduras poli-insaturadas encontradas em margarinas e óleos de sementes processados aumenta o índice de desenvolvimento de tumores.
- No estudo Framingham, homens com colesterol total abaixo de 190 mg/dl tinham duas vezes mais chances de desenvolver qualquer tipo de câncer do que indivíduos com o colesterol total acima de 280 mg/dl.
- Uma intervenção dietética é a ferramenta mais potente de prevenção de doença cardíaca que existe.

12
MAIS SOBRE O COLESTEROL

"Costumávamos pensar que os ovos eram ruins e margarina uma maravilha, mas agora sabemos que os ovos estão entre os alimentos mais ricos em nutrientes do mundo e que a margarina contém gorduras trans mortais."

– **David Perlmutter**, em *A dieta da mente: a surpreendente verdade sobre o glúten e os carboidratos – os assassinos silenciosos do seu cérebro.*

Recebo diversas questões de pessoas que seguem a dieta low-carb e sofrem uma pequena elevação nos níveis de colesterol total e LDL, embora o oposto ocorra com mais frequência. Houve um tremendo progresso nos estudos, que indicam o que está por trás do desenvolvimento de doenças cardíacas ao longo dos últimos dez a quinze anos, embora o governo e grandes instituições médicas continuem se atendo a uma ciência falha e incompleta de cinco décadas atrás, o que contribui para a atual confusão e incompreensão sobre o assunto.

Colesterol sanguíneo com a dieta low-carb

Aproximadamente 80% dos níveis sanguíneos de colesterol total são endógenos, ou seja, é produzido pelo organismo, independente dos alimentos que são consumidos, o que pode ser observado por meio de estudos randomizados, controlados e dados estatísticos. No que diz respeito à dieta low-carb, diversos estudos foram conduzidos a fim de avaliar as mudanças nos níveis de colesterol e outros marcadores nos indivíduos. Você pode encontrar pelo menos meia dúzia desses estudos em meu primeiro livro, *A dieta dos nossos ancestrais*.

No estudo muito abrangente, já citado anteriormente, publicado no periódico *Obesity Reviews*, foi feita uma metanálise de 17 estudos low-carb, que em média constataram que não houve alterações nos níveis de colesterol LDL dos participantes, embora tenha aumentado um pouco em alguns indivíduos e diminuído em outros. Contudo, obviamente, houve uma melhora substancial em todos os fatores de risco de desenvolvimento de doenças, como aumento do colesterol HDL ("bom"), diminuição dos níveis de triglicérides, insulina, glicose em jejum, pressão sanguínea, perda de peso/gordura visceral (abdominal) e diminuição nos níveis de proteína C reativa, que, assim como a gordura visceral e os outros fatores citados, é um indicador de inflamação e de danos oxidativos relacionados à aterosclerose.

Vamos relembrar também o estudo conduzido pelo centro médico da Universidade de Duke, nos Estados Unidos, em que 120 participantes adultos e obesos foram selecionados aleatoriamente e divididos em dois grupos, sendo um para uma dieta pobre em carboidratos (low-carb) e o outro para uma dieta com pouca gordura, colesterol (exógeno) e baixa em calorias.

Para o grupo dos participantes que seguiram uma dieta low-carb, foram permitidas quantidades ilimitadas de alimentos de origem animal (carne vermelha, aves, peixe e mariscos), quantidades ilimitadas de ovos, 100 gramas de queijo duro, duas xícaras de hortaliças, como alface, espinafre ou aipo, e uma xícara de vegetais sem amido, como brócolis, couve-flor e aspargos. Não houve limitação sobre as calorias totais nesse grupo, porém os carboidratos foram mantidos abaixo de 20 gramas por dia no início da dieta. Já para a dieta rica em carboidratos e pobre em gordura, houve a recomendação de um consumo de 500 a 1.000 calorias a menos do que os participantes consumiam antes.

Em geral, ambas as dietas produziram efeitos positivos, obviamente, pois os indivíduos eram obesos, contudo os participantes do grupo low-carb foram muito mais favorecidos. Os resultados foram os seguintes:

- Embora os níveis de triglicérides tenham melhorado significativamente em ambos os grupos, ele diminuiu 74,2 pontos no grupo low-carb e 27,9 pontos para o grupo que seguiu a dieta com baixo teor de gordura, ou seja, menos da metade em comparação com o grupo low-carb.
- Houve aumento de 5,5 pontos nos níveis de colesterol HDL entre os indivíduos que seguiram a dieta low-carb, uma mudança significativa, enquanto os indivíduos que seguiram a dieta de baixo teor de gordura não obtiveram uma mudança significativa.
- Os níveis de colesterol LDL não se alteraram significativamente em ambos os grupos, mas pequenas partículas de LDL (VLDL), um indicador de doenças cardíacas, diminuíram em torno de 20 pontos em ambos os grupos.

Nas palavras do autor do estudo, Eric Westman, professor de medicina do centro médico da Universidade de Duke:
"A dieta pobre em carboidratos tem um efeito favorável sobre o risco cardíaco".
"É possível que o denominador comum de ambas as dietas seja a ausência de açúcar e de carboidratos refinados."
Ficou alguma dúvida de que não há relação entre o colesterol consumido (exógeno) e o colesterol produzido pelo organismo (endógeno)? Alguns indivíduos tendem a apresentar um ligeiro aumento no colesterol total com a dieta low-carb, mas na maioria das pessoas a tendência é ocorrer uma diminuição.
A totalidade dos estudos sobre o tema também tem demonstrado pouca relação entre o colesterol consumido e o nível de colesterol sanguíneo, o que contraria novamente a "sabedoria" popular, altamente influenciada pela mídia e pela indústria de alimentos processados e colocando a hipótese lipídica em xeque, junto com as evidências de que o colesterol sanguíneo total é um pobre ou insignificante indicador de risco do desenvolvimento de doenças cardiovasculares. Na prática clínica, médicos que fazem o acompanhamento de indivíduos que seguem uma dieta low-carb também encontram ambos os casos, obviamente: uma

diminuição ou um pequeno aumento nos níveis de colesterol LDL – ou nenhuma alteração.

O colesterol HDL é o melhor indicador de aterosclerose, e não o LDL

"Colesterol – não importa o 'tipo' – não é tão terrível como você foi ensinado a acreditar. Alguns dos estudos mais notáveis sobre o valor biológico do colesterol – e para a saúde cerebral em particular – nos guiam sobre a forma como as peças desse quebra-cabeça se encaixam e nos contam uma história coerente. Como vimos, a ciência está apenas recentemente descobrindo que tanto a gordura quanto o colesterol são extremamente baixos em cérebros doentes e que altos níveis de colesterol no fim da vida estão associados ao aumento da longevidade. O cérebro detém apenas 2% da massa do corpo, mas contém 25% do colesterol total, o que suporta a função e o desenvolvimento do cérebro. Um quinto do cérebro, em peso, é colesterol!" (David Perlmutter, *A dieta da mente: a surpreendente verdade sobre o glúten e os carboidratos – os assassinos silenciosos do seu cérebro*).

A questão que ocorre a muitas pessoas é se existe algum risco em ter um LDL alto (acima de 130 mg/dl). O que os estudos claramente dizem é que baixar o colesterol LDL – tendo como consequência uma diminuição também nos níveis de HDL – coloca o indivíduo em maior risco de desenvolver doenças cardíacas, esteja ele acima do peso ou não. Isso é o que dietas ricas em carboidratos, pobres em gordura e com restrição calórica tendem a induzir na maioria dos indivíduos, principalmente se for rica em trigo e carboidratos refinados.

Agora, sempre é possível encontrar exemplos de indivíduos que obtêm bons resultados com uma dieta pobre em gordura (porém não tão pobre) e rica em carboidratos, sem sofrer diminuição significativa nos níveis de HDL, ou nenhuma diminuição, como no caso do estudo citado de Eric Westman, principalmente se os carboidratos forem pobres em açúcar e não refinados. Contudo, como esse e outros estudos demonstram, os marcadores relacionados a uma vantagem cardioprotetora são, na grande maioria das vezes, bem melhores em uma dieta low-carb.

Esportistas podem se enquadrar nessa categoria. No entanto, é possível encontrar muitos atletas com níveis baixos de HDL, mesmo com boa capacidade cardiovascular e no peso ideal. Nesse caso, o risco de desenvolver uma doença cardíaca é aumentado, sejam altos ou baixos os níveis de LDL.

Trouxe dos meus arquivos um estudo realizado pelo Instituto do Coração do Hospital das Clínicas da FMUSP (Incor) a fim de esclarecer essa questão e dar crédito a pesquisadores brasileiros, que são geralmente pouco mencionados por mim.

O estudo realizado por Carlos Magalhães, Antonio Carlos Chagas e Desiderio Favarato foi relatado mais detalhadamente pela Fapesp, uma Fundação de Amparo à Pesquisa do Estado de São Paulo em 2005:

Alessandra Pereira – 24/3/2005

Durante seis anos e três meses, 165 pessoas com entupimento parcial das coronárias (insuficiência coronariana) submetidas à cirurgia no Incor para colocação de ponte de safena foram acompanhadas pela equipe e divididas em dois grupos. O que as diferenciava era a taxa de HDL. O colesterol bom estava abaixo de 35 miligramas por decilitro (mg/dL) de sangue em 101 homens e mulheres, e acima desse valor em 64 pessoas operadas.

Após esse período, 20,7% das pessoas com HDL inferior a 35 mg/dL haviam morrido, ante 6,25% do segundo grupo. Entre todos os fatores de risco avaliados – diabetes, hipertensão arterial, triglicérides alterados, tabagismo e taxa de colesterol –, o nível baixo de HDL foi o único capaz de predizer se uma pessoa com aterosclerose tinha chance maior ou menor de sobreviver. Sinal de que o HDL em quantidades reduzidas merecia mais atenção do que vinha recebendo.

Já o cardiologista José Rocha Faria Neto, da Pontifícia Universidade Católica do Paraná, verificou em 236 indivíduos atendidos pelo Incor a relação entre os níveis de uma proteína chamada homocisteína no sangue e a aterosclerose. Quando o nível de homocisteína estava mais elevado, havia mais placas de gordura nas coronárias dos indivíduos, e ele descobriu que a maior concentração dessa proteína alterava a função do endotélio, levando a inflamação, lesão e formação de placas de gordura nos vasos sanguíneos. Outras proteínas que são mais frequentemente usadas como referência para a inflamação são a apolipoproteína B e a proteína C reativa.

Apesar de o HDL a princípio ser a melhor referência para esse fim, o ponto central da questão, novamente, é que deve ser feita uma avaliação completa do indivíduo, de modo a verificar os níveis de triglicérides, insulina, glicose em jejum, pressão sanguínea, perda de peso/gordura visceral (abdominal), diminuição dos níveis da proteína C reativa, entre outros.

Diferenças individuais

Novamente, não estou sugerindo que todos deveriam seguir uma dieta low-carb (menos de 100 g – 150 g de carboidratos por dia), mas os estudos mostram que a maioria das pessoas, em curto, médio e, quando possível fazer a comparação, em longo prazo (é muito difícil conduzir estudos em longo prazo com qualquer dieta), se beneficia demais com tal regime alimentar, embora eu acredite que algumas pessoas possam se beneficiar consumindo um pouco mais carboidratos e outras menos, dentro dessa faixa. Entretanto, por meio de depoimentos é possível notar que alguns indivíduos, como uma parte dos atletas, por exemplo, ou indivíduos com bastante tolerância a carboidratos, podem não ser prejudicados com um consumo um pouco mais alto de carboidratos, sem ter que reduzir o consumo de gorduras.

Um ótimo exemplo são os indivíduos das populações nativas da Polinésia Francesa, que consomem quantidades entre moderadas e altas de carboidratos (180 g – 300 g/dia) e ainda assim consomem em torno de 40% a 50% das calorias diárias na forma de gordura saturada, como estimado por Ian Prior et al. e Stefan Lindenberg, que analisaram o consumo dessas populações. Os níveis de colesterol HDL são altos, os de triglicérides são baixos, o IMC é sete pontos mais baixo que a média da população americana (19-20) e os níveis de colesterol total são de 170-210 mg/dl. Têm uma saúde excepcional, e o risco de desenvolverem doenças degenerativas é extremamente reduzido.

Isso significa que você deve consumir muito carboidrato, ou que deveria consumir 40% a 50% das calorias diárias na forma de gordura saturada, ou que deveria ter o colesterol entre 170 e 210 mg/dl? Obviamente não, pois existe uma grande variabilidade genética entre indivíduos, algo que eu repito diversas vezes.

Outro exemplo é que uma pequena minoria de indivíduos nas sociedades modernas não tem a vesícula biliar, ou tem pedra na vesícula, o que significa que tem problemas para digerir a gordura. Nesse caso, paradoxalmente, uma dieta rica em gordura diminui o risco de problemas com a vesícula, que são desencadeados a partir de uma dieta rica em açúcar e pobre em gordura, associada ao aumento dos níveis de triglicérides, diminuição do HDL e sobrepeso.

Também existem indivíduos com colesterol total extremamente alto (acima de 300 mg/dl), o que geralmente é indicador de um histórico familiar de hipercolesterolemia, uma condição genética que diminui a taxa de remoção das partículas de colesterol LDL do sangue, uma mutação rara nos genes desses indivíduos que os torna mais propensos a desenvolver essa condição. Nesse caso, é aconselhado um acompanhamento profissional mais específico, com uma abordagem que almeje a redução do excesso de colesterol LDL. Outro fator a ser considerado é o grau dos danos metabólicos infligido ao organismo de um indivíduo, como o grau de resistência a insulina e leptina, por exemplo, que compromete sua tolerância a glicose e carboidratos.

Recapitulando

- Não há nenhuma evidência de que o colesterol LDL por si é um fator de risco cardiovascular. Diferentes dietas levam a diferentes alterações no colesterol LDL no sangue.
- Quando o colesterol dietético chega à mucosa intestinal, o corpo avisa o fígado para não produzir mais colesterol, apenas o necessário para a boa saúde das células cerebrais e de outros tecidos.
- 20% do peso do cérebro é constituído de colesterol, a maior parte é composta de gordura e boa parcela por gorduras ômega 3.
- Níveis baixos de colesterol estão associados a transtornos cognitivos. A carência de ômega 3 em uma dieta está associada a pioras cognitivas.
- O consumo de carnes diversas e nível de colesterol adequado estão associados a melhoras cognitivas, como memória de referência e de trabalho, além de redução da ansiedade em ratos de laboratório, com relação a dietas pobres em carnes diversas.

- O consumo moderado a alto de proteínas está associado a menores níveis de ansiedade em humanos e proporciona melhor estabilidade de humor e da glicose sanguínea.
- A dieta low-carb geralmente leva a uma redução do LDL ou à estabilidade, embora em alguns casos leve a um aumento, junto com a elevação dos níveis de HDL e a redução do colesterol ruim, de partículas pequenas e densas padrão B (apolipoproteína B – ApoB).
- Diminuir o colesterol LDL tendo como consequência uma diminuição nos níveis de HDL coloca o indivíduo em maior risco de desenvolver doenças cardíacas.
- No Instituto do Coração, InCor, em 101 pessoas com entupimento parcial das coronárias (insuficiência coronariana), no total de 165, o colesterol bom estava abaixo de 35 mg/dl.
- O HDL reduzido é um dos principais fatores de risco cardiovascular.
- Uma dieta rica em carboidratos tende a não elevar, ou a elevar modestamente a produção de HDL no fígado, enquanto uma dieta rica em gordura saturada tende a aumentá-la substancialmente.
- Em um estudo conduzido com 236 indivíduos no Paraná, observou-se que quando o nível de homocisteína no sangue estava mais elevado havia mais placas de gordura nas coronárias, e essa maior concentração alterou a função do endotélio, causando inflamação e lesão.
- A dieta low-carb reduz os níveis de inflamação mais que outras dietas e em geral melhora os marcadores de saúde cardíaca, como triglicérides, HDL e ApoB.
- Marcadores de saúde cardiovascular como *score* de calcificação coronária e dilatação fluxo-medial são preservados com a dieta low-carb.
- Populações da Polinésia Francesa estudadas consumiam entre 40% e 50% das calorias na forma de gordura saturada e possuíam excelente saúde cardíaca.
- Existe uma grande variabilidade genética entre indivíduos.

- Não são todos os indivíduos que deveriam seguir uma dieta pobre em carboidratos, no entanto, a redução ou eliminação de carboidratos refinados da dieta é muito benéfica a diversos perfis metabólicos.
- Resistência à insulina e à leptina pode comprometer a tolerância a açúcares e carboidratos em geral no contexto de uma dieta moderna.

13
DIETA LOW-CARB NO TRATAMENTO DE DIVERSAS DOENÇAS

> *"Muitos sintomas crônicos e condições de saúde, tais como fadiga, sonolência, distúrbios do humor, insônia, doença do refluxo gastroesofágico, distúrbios lipídicos, pressão alta, dores de cabeça (incluindo enxaqueca), gases, inchaço, síndrome do intestino irritável, inflamação das articulações, acne e dificuldade de concentração, para citar alguns, irão melhorar com uma dieta low-carb/cetogênica. Tratar condições causadas por um estilo de vida ruim com mudança saudável em relação à forma de viver, como essas, podem nos tornar um país mais saudável e menos dependente de drogas."*
>
> – **Jimmy Moore**, em *Keto clarity: your definitive guide to the benefits of a low-carb, high-fat diet* (Clareza cetogênica: seu guia definitivo para os benefícios de uma dieta low-carb rica em gordura). Obra não publicada no Brasil.

Mal de Alzheimer

A incidência de casos do mal de Alzheimer cresceu exponencialmente durante as últimas décadas, chegando a representar quase 10% dos casos de morte nos Estados Unidos atualmente. Um grande salto em comparação a meio século atrás, ou até mesmo pouco mais de três décadas atrás, quando a doença passou a ser oficialmente reconhecida.

Embora fatores hereditários definitivamente levem a uma predisposição maior à doença, a dieta e outros fatores ambientais estão por trás da manifestação do mal de Alzheimer. Pelo menos é o que esse estudo demonstra com clareza. Essa hipótese levantada por ensaios clínicos no passado certamente é condizente com o que a ciência demonstrou com mais preponderância na última década.

Um número considerável de estudos atualmente coloca em destaque o papel crítico da dieta pobre em carboidratos na diminuição da progressão da doença e no seu tratamento definitivo. Eles reforçam os princípios da epigenética, a qual consiste na premissa de que os genes fornecem os fatores de transcrição para as proteínas, que influenciam a estrutura e a função celulares, e essas proteínas são essenciais na expressão genética que favorece a progressão de muitas doenças que afligem o homem moderno.

Depois de anos batalhando contra a doença de Alzheimer de seu marido, a Dra. Mary T. Newport se deparou com diversas evidências de que uma dieta cetogênica tem um potencial grande de ser um tratamento eficaz para diversas doenças degenerativas, incluindo a de seu marido.

Newport resolveu testar essa hipótese, realizando a incrível façanha de tratar a doença de Alzheimer do marido com óleo de coco no contexto de uma dieta cetogênica. Com o tempo, Newport percebeu que a dieta cetogênica melhorava os sintomas de uma série de outros problemas de saúde. O sucesso do uso do óleo de coco no tratamento de doenças degenerativas garantiu a ela o direito de conduzir pesquisas em seres humanos e animais na Universidade do Sul da Flórida.

A Dra. Mary Newport começou a dar ao seu marido 6 ou 7 colheres de sopa de óleo de coco refinado (óleo TCM – triglicérides de cadeia média) por dia, misturado às refeições. O óleo de coco refinado é consideravelmente mais eficaz do que o óleo de coco tradicional na produção de corpos cetônicos. Em poucas semanas, Newport começou a notar uma acentuada melhora cognitiva em seu marido.

Mary Newport dedica boa parte de sua vida a ajudar pessoas portadoras de doenças degenerativas com o uso de óleo de coco refinado combinado com uma dieta cetogênica. Ela tem acompanhado o tratamento de diversos casos e concluiu que a grande maioria das pessoas observou melhoras significativas das funções cognitivas e da saúde em geral. Ela escreveu um livro sobre o assunto e disponibiliza bastante informação em seu site: www.coconutketones.com.

Existem diversos depoimentos de pessoas que amenizaram ou até mesmo curaram seus transtornos mentais com o consumo de óleo de coco nos últimos anos, com o aumento da popularidade das dietas low-carb. Você pode encontrar inúmeros depoimentos de pessoas que foram tratadas com uma dieta cetogênica e com óleo de coco, contudo, é importante que um profissional de saúde competente seja consultado antes de adotar tal regime alimentar.

Essa notícia pode ser novidade para algumas pessoas, mas muitos já haviam se deparado com estudos que demonstram o potencial de uma dieta cetogênica no tratamento de diversas doenças degenerativas, e uma crescente tendência de pesquisas com foco no tratamento de doenças neurológicas. Esses estudos em geral indicam que uma dieta cetogênica tem um potencial de curar doenças neurológicas, sendo que notei que o mal de Parkinson, Alzheimer e epilepsia têm sido as mais estudadas, seguidas de outros transtornos, como a Síndrome de Tourette, transtorno obsessivo-compulsivo, entre outros. Você pode encontrar alguns estudos completos nas referências bibliográficas.

Essas pesquisas indicam que, em indivíduos portadores da doença de Alzheimer, corpos cetônicos são os melhores substratos energéticos para o cérebro, uma vez que muitos neurônios são inaptos a usar a glicose como fonte de energia, ao contrário do que ocorre com indivíduos saudáveis, causando assim a morte dos neurônios e uma gradual perda cognitiva ao longo dos anos. Essa incapacidade cerebral de usar glicose é decorrente da resistência à insulina, que é responsável por promover o ingresso da glicose nas células. Essa condição pode ser desenvolvida em indivíduos com a síndrome metabólica, obesos e com sobrepeso.

Em outras palavras, o que se descobriu com as pesquisas é que as células neurais de indivíduos portadores da doença de Alzheimer podem manter-se vivas e ativas caso seja proporcionada uma alternativa energética ao cérebro – os corpos cetônicos, em vez da glicose, impedindo assim a perda cognitiva.

Além disso, o tratamento com óleo de coco é recomendado, pois seu consumo aumenta a produção de corpos cetônicos, os quais podem supostamente aumentar a produção de trifosfato de adenosina (ATP), responsável por armazenar energia dentro das células para que possam exercer suas funções vitais. Ou seja, o consumo de óleo de coco fornece um tipo de energia alternativa ao cérebro, que aumenta a produção de ATP, protegendo assim as células neurais que estão em risco de serem extintas quando em um estado tóxico.

Momento de reflexão

Os pesquisadores já sabiam fazia algum tempo que a base de todas as condições degenerativas, incluindo desordens do cérebro, é a inflamação. Mas o que eles não haviam documentado até agora são os instigadores da inflamação – os primeiros passos em falso que desencadeiam essa reação mortal. O que eles estão encontrando é que o glúten e uma dieta rica em carboidratos estão entre os estimuladores mais relevantes de vias inflamatórias que chegam ao cérebro.
– **Dr. David Perlmutter,** em A dieta da mente: a surpreendente verdade sobre o glúten e os carboidratos – os assassinos silenciosos do seu cérebro.

Como entrar em estado de cetose

Não é novidade para muita gente que para entrar em estado de cetose é preciso restringir o consumo de carboidratos e diminuir o consumo de proteínas, de modo a usar gordura como principal fonte de energia. É possível dizer, com base em estudos, que o consumo de carboidratos deve se restringir a menos de 40 g diários para alcançar esse objetivo, e o consumo de proteínas não deve passar de 120 g.

Um pequeno aumento na quantidade de carboidratos ingeridos pode reduzir substancialmente o número de corpos cetônicos produzidos. No entanto, de acordo com a Dra. Newport e alguns médicos que têm prescrito a dieta cetogênica para o tratamento de diversas condições, é possível aumentar mais ainda a produção de corpos cetônicos incluindo na dieta o óleo de coco ou o óleo MCT, e é possível obter os mesmos efeitos ingerindo quantidades ligeiramente mais altas de carboidratos, até 50 g, aproximadamente. Eles recomendam como tratamento o consumo de 40 g a 50 g de carboidratos com mais de quatro colheres de óleo MCT por dia a indivíduos mais vulneráveis ao efeito da restrição de glicose, além da redução da ingestão de proteínas.

Não obstante, é importante ressaltar que é preciso cautela ao adotar esse regime alimentar, para qualquer fim desejado, pois diversos efeitos colaterais podem ocorrer em algumas pessoas, como, por exemplo, dor de cabeça, enjoo, tontura e irritabilidade. Para minimizar os efeitos colaterais, é importante que sejam consumidos vegetais com pouco amido como fonte de carboidratos nesse regime de alimentação, pois oferecem benefícios à saúde.

Em um estudo realizado em 2014[15], um programa abrangente e personalizado de dieta pobre em carboidrato foi capaz de reverter perda da memória de 9 dos 10 participantes. Sim, você leu certo: a dieta, combinada com exercícios e suplementos, foi muito eficaz não só na diminuição da progressão da doença, mas em reverter boa parte dela em poucos meses de programa, sendo que um paciente em estado crítico e avançado da doença teve sua condição totalmente revertida. Embora seja uma amostra pequena, esse resultado é tão chocante quanto surpreendente!

O estudo foi realizado por Dale Bredesen, pesquisador da UCLA, do Centro de Pesquisa do Mal de Alzheimer Mary S. Easton e do Instituto Buck de Pesquisa sobre o Envelhecimento.

O programa incluiu uma série de medidas terapêuticas, entre elas, mudanças abrangentes na dieta, práticas para estimular o cérebro, atividade física, sono adequado, medicamentos e vitaminas específicas.

Entre os 10 pacientes com perda de memória associada à doença de Alzheimer, disfunção cognitiva amnésica leve ou disfunção cognitiva subjetiva (em que o paciente relata problemas cognitivos), um paciente que tinha sido diagnosticado com a doença na fase tardia não obteve melhora, no entanto, o paciente que estava no estágio mais grave teve os sintomas totalmente revertidos. Em geral, apesar de o trabalho com os pacientes ter sido personalizado, o que serviu como base das mudanças no estilo de vida dos indivíduos foi o seguinte, de acordo com o próprio estudo:

---

15 https://www.ncbi.nlm.nih.gov/pmc/articles/PMC4221920/

- Eliminar todos os carboidratos simples, glúten e alimentos processados da dieta e comer mais vegetais, frutas e peixes selvagens.
- Meditar duas vezes por dia e praticar ioga para reduzir o estresse.
- Dormir de sete a oito horas por noite, em vez de quatro ou cinco horas.
- Tomar melatonina, metilcobalamina, vitamina D3, óleo de peixe e coenzima Q10 diariamente.
- Otimizar a higiene bucal usando um fio dental elétrico e escova de dentes elétrica.
- Restabelecer a terapia de reposição hormonal, que tinha sido previamente descontinuada.
- Ficar em jejum por um período mínimo de 12 horas entre o jantar e o almoço, e por um mínimo de três horas entre o jantar e o momento de dormir.
- Exercitar-se no mínimo durante 30 minutos, de quatro a seis dias por semana.

Em resumo, uma série de marcadores biológicos foi otimizada para que os indivíduos atingissem o estado de saúde necessário para reverter o declínio cognitivo associado à doença, sendo os principais a redução dos níveis de insulina, cuja produção em geral é facilmente aumentada com o consumo de carboidratos, o metabolismo da glicose – que também é melhorado com a redução do consumo de carboidratos, com o consumo de ervas e certos alimentos específicos –, exercícios e sono. Além disso, houve redução dos níveis de inflamação, que também tem uma ligação estreita com a redução dos carboidratos na dieta (milhares de estudos e uma série de metanálises demonstram com clareza esse efeito da dieta low-carb).

O programa teve duração de cinco meses e meio até dois anos, para alguns indivíduos, sendo que os pacientes voltaram às suas atividades com um desempenho surpreendentemente melhor do que antes de sua participação no programa. Sobre os resultados:

"Os resultados aqui apresentados são compatíveis com a noção de que o status metabólico representa um determinante crucial e prontamente manipulável de plasticidade e, em particular, do equilíbrio anormal de plasticidade exibida em SCI, MCI e no começo da progressão do mal de Alzheimer. Além disso, embora a normalização de um único parâmetro metabólico, tal como a vitamina D3, possa exercer apenas um efeito modesto sobre a patogênese, a otimização de um conjunto de parâmetros, que combinados formam uma rede funcional, pode ter um efeito muito mais significativo sobre a patogênese e, assim, sobre a função cerebral[16]".

O resumo do estudo foi o seguinte:

"Este relatório descreve um novo programa abrangente, personalizado e terapêutico que se baseia na raiz da patogênese do mal de Alzheimer e que envolve várias modalidades concebidas para alcançar melhoras metabólicas para a neurodegeneração. Os primeiros 10 pacientes que seguiram esse programa são pacientes com perda de memória associada à doença de Alzheimer (DA), comprometimento cognitivo leve ou comprometimento cognitivo subjetivo".

Nove dos 10 pacientes exibiram melhora subjetiva ou objetiva na cognição dentro de 3 a 6 meses, com um caso de um paciente em fase avançada do mal de Alzheimer. Seis dos pacientes tiveram que parar de trabalhar ou estavam tendo muita dificuldade em suas atividades profissionais no momento da apresentação, e todos foram capazes de retornar ao trabalho ou continuar a trabalhar com melhor desempenho.

A melhora tem se mantido, e o acompanhamento mais longo de um paciente foi de dois anos e meio desde o início do tratamento, com melhoras sustentáveis e notáveis. Esses resultados sugerem que um ensaio clínico maior desse programa terapêutico seja garantido.

Os resultados também sugerem que, pelo menos no início da doença, o declínio cognitivo pode ser impulsionado em grande parte por processos metabólicos. Além disso, por conta do fracasso da monoterapia (tratamento apenas com drogas), no mal de Alzheimer, até o momento os resultados levantam a possibilidade de que um sistema terapêutico do tipo pode ser útil como uma plataforma sobre a qual as drogas que falhariam como monoterapia poderiam ter sucesso como componentes essenciais de um sistema terapêutico.

---

16 https://www.ncbi.nlm.nih.gov/pmc/articles/PMC4221920/

Apesar da forte influência genética sobre patologias crônicas, a epigenética é um campo de estudo promissor e parece ser o fator-chave no desenvolvimento de diversas doenças modernas. Basicamente trata-se do gatilho ambiental, ou o estímulo que desencadeia certas doenças. Para mim e para muitos, fica cada vez mais evidente o papel do ambiente no qual estamos inseridos, os estímulos e suas variáveis no tratamento, na cura e na prevenção de doenças.

Recapitulando

- Embora fatores hereditários definitivamente levem a uma predisposição maior ao mal de Alzheimer, a dieta e outros fatores ambientais estão por trás da manifestação da doença.
- A incidência de casos do mal de Alzheimer cresceu exponencialmente durante as últimas décadas, chegando a representar quase 10% dos casos de morte nos Estados Unidos atualmente.
- A base de todas as condições degenerativas, incluindo desordens do cérebro, é a inflamação.
- Uma dieta low-carb ou cetogênica reduz os níveis de inflamação em comparação com outras dietas.
- O consumo de óleo de coco ou óleo MCT fornece um tipo de energia alternativa ao cérebro, que aumenta a produção de ATP, protegendo as células neurais.
- Uma dieta cetogênica causa esse efeito com a redução da glicose sanguínea.
- Para alcançar o estado de cetose, o consumo de carboidratos deve ser restrito a menos de 40 g diários e o consumo de proteínas não deve passar de 80 g-120 g.
- Um pequeno aumento na quantidade de carboidratos ingeridos pode reduzir substancialmente o número de corpos cetônicos produzidos.
- Um número considerável de estudos coloca em destaque o papel crítico da dieta pobre em carboidratos na diminuição da progressão do mal de Alzheimer e no tratamento definitivo da doença.

- Apesar da forte influência genética sobre patologias crônicas, a epigenética é um campo de estudo promissor e parece ser o fator-chave no desenvolvimento de diversas doenças modernas.
- Eliminar ou reduzir o consumo de todos os carboidratos simples, glúten e alimentos processados e comer mais vegetais, frutas e peixes selvagens se mostrou um componente essencial na prevenção do mal de Alzheimer.
- A dieta cetogênica é uma abordagem terapêutica promissora no tratamento da doença de Alzheimer e é muito eficaz no tratamento de outras doenças, como a epilepsia.
- É importante fazer tal regime (dieta cetogênica) com acompanhamento de um profissional competente.
- Quem não está adaptado a utilizar gordura corporal e dietética como fonte de energia pode sentir tontura e fraqueza e apresentar hipoglicemia durante o processo de adaptação, que geralmente dura entre 2 e 5 semanas.
- É preciso cautela ao adotar esse regime alimentar, para qualquer fim desejado, para evitar efeitos colaterais, como dor de cabeça, enjoo, tontura e irritabilidade.
- Uma parcela da população pode se beneficiar da dieta cetogênica em caráter temporário ou em longo prazo, contudo está longe de ser um regime ideal para todos e de modo permanente.

14
DIETA LOW-CARB NO TRATAMENTO DA EPILEPSIA

"Vamos explorar o que acontece quando o cérebro é bombardeado por carboidratos, muitos dos quais embalados com ingredientes inflamatórios como o glúten, que pode irritar o sistema nervoso. O dano pode começar com perturbações diárias, como dor de cabeça e ansiedade inexplicável, e progredir para distúrbios mais sinistros, como depressão e demência."

– **David Perlmutter**, em *A dieta da mente: a surpreendente verdade sobre o glúten e os carboidratos – os assassinos silenciosos do seu cérebro.*

A epilepsia é uma condição neurológica caracterizada por crises recorrentes, causada por desequilíbrios nas funções neurais do cérebro que provocam crises de convulsão, incluindo perda de consciência e movimentos bruscos irregulares.

A epilepsia é um dos transtornos neurológicos mais frequentes nos Estados Unidos, junto com o mal de Alzheimer e crises de enxaqueca. Cerca de 1% dos americanos sofrem de crises epilépticas, e dados indicam que uma porcentagem maior já sofreu ou sofrerá alguma crise em determinado momento da vida, mais provavelmente na infância e na terceira idade.

Entre 60% e 70% dos casos de epilepsia são de causas desconhecidas ou não aparentes, sendo que o restante dos casos ocorre como consequência de outros problemas neurológicos, como contusões cerebrais e derrames. Uma parte das crises apresenta convulsões focadas em áreas específicas e outros casos consistem em crises generalizadas.

Os indivíduos com epilepsia possuem predisposição genética para essa condição, sendo esse o fator que desencadeia as crises na infância, principalmente. No entanto, fatores ambientais são críticos na ativação de um conjunto de genes necessários para que os ataques ocorram, alguns dos quais não podem ser facilmente manipulados para silenciar esses genes.

Em cerca de dois terços dos casos, o tratamento com medicação é eficiente em reduzir ou eliminar as crises epilépticas, e em alguns casos elas se resolvem sem nenhuma intervenção (não é recomendado). No entanto, a alimentação é fundamental no tratamento e, em muitos casos, fator preponderante na cura da epilépsia, pois ela já vem sendo estudada e tratada há muito tempo com a dieta cetogênica/low-carb, desde o começo do século passado, com uma taxa de sucesso substancialmente alta.

Em torno de um terço das crianças com epilepsia não obtém nenhum benefício com medicamentos antiepilépticos, o que torna essa parte da população mais vulnerável e sem muitas opções de tratamento, exceto a mãe natureza (dieta cetogênica). De acordo com um sem-número de evidências, a dieta cetogênica é capaz de curar de 20% a 30% desses casos e reduzir substancialmente a frequência de episódios diários da crise, bem como a intensidade e duração dela, em uma boa parcela dos indivíduos que sofrem crises que não podem ser tratadas com medicação. A natureza humana muitas vezes encontra uma forma de colocar a casa em ordem – com sucesso e eficiência inquestionáveis!

Em geral, os estudos indicam que uma dieta cetogênica tem o potencial de curar ou de reduzir os sintomas de doenças neurológicas, sendo que o mal de Alzheimer e a epilepsia são as mais estudadas, seguidas de outros transtornos como a síndrome de Tourette, o transtorno obsessivo-compulsivo, entre outros. Ela se mostra muito promissora no tratamento do mal de Alzheimer, embora o volume maior de estudos e tratamentos seja voltado a indivíduos com epilepsia.

Como observado em populações primitivas, a dieta em seu hábitat natural é de natureza cetogênica cíclica, ou seja, tais populações vivem em privação parcial de carboidratos, seja ao longo de períodos, quando as fontes de carboidratos não estão disponíveis, durante períodos de jejum, seja durante jejuns que são praticados involuntariamente com frequência.

Momento de reflexão

Se nossos ancestrais não tivessem desenvolvido uma maneira de usar corpos cetônicos como fonte de energia, nossa espécie teria terminado na lista de extinção de Darwin, milhares de anos atrás!
– **Jimmy Moore**, em *Keto clarity: your definitive guide to the benefits of a low-carb, high-fat diet* (Clareza cetogênica: seu guia definitivo para os benefícios de uma dieta low-carb rica em gordura).

Visto que pelo menos 20% das crianças com epilepsia resistentes a drogas antiepilépticas são totalmente curadas com a dieta cetogênica e uma porcentagem maior obtém redução dos sintomas, não seria insensato supor que essas crianças não teriam essa condição se já seguissem uma dieta cetogênica, ou uma dieta cetogênica cíclica, como os nossos ancestrais seguiam. De fato, essa doença não foi identificada em populações primitivas por médicos e historiadores ao longo dos últimos dois séculos.

A incidência do mal de Alzheimer aumentou drasticamente durante as últimas cinco décadas. Principalmente com relação ao começo do século passado, quando a incidência era muito menor (em uma base de idade estatisticamente ajustada) em uma população da terceira idade com mais de 10 milhões de adultos. (Para mais informações, consulte Taubes, Weston A. Price, Nina Teicholz, Staffan Lindeberg etc.)

Foi feita uma revisão de cinco estudos conduzidos com adultos portadores de epilepsia que ilustra bem a situação. A revisão é intitulada "Dietas pobres em carboidratos e ricas em gordura reduzem as crises epilépticas em epilepsia difícil de ser tratada" e foi publicada na American Academy of Neurology (AAN) em 2014.

Dietas com baixo teor de carboidratos e ricas em gordura, do tipo cetogênica ou dieta Atkins modificada, podem reduzir crises epilépticas em adultos com epilepsia resistente a outros tratamentos, de acordo com uma revisão do estudo publicado em 29 de outubro de 2014, em edição on-line da *Neurology*.

A epilepsia é um distúrbio do sistema nervoso em que as células nervosas do cérebro funcionam de maneira anormal, causando convulsões. Cerca de 50 milhões de pessoas têm epilepsia em todo o mundo, segundo a Organização Mundial da Saúde.

"Precisamos de novos tratamentos para os 35% de pessoas portadoras de epilepsia cujas convulsões não são impedidas por medicamentos", disse o autor do estudo, Pavel Klein, do Mid-Atlantic Epilepsy and Sleep Center, em Bethesda, Estados Unidos, e membro da Academia Americana de Neurologia. Segundo Klein, "a dieta cetogênica é usada frequentemente em crianças, mas pouca pesquisa foi feita em termos de como ela é eficaz em adultos".

A dieta cetogênica e a dieta Atkins modificada incluem itens como *bacon*, ovos, creme de leite, manteiga, vegetais verdes folhosos e peixes. A dieta cetogênica consiste em uma proporção de gordura e proteína/carboidratos de 3/1 ou 4/1 por peso. A dieta Atkins modificada tem a proporção de 1/1 de gordura e carboidrato/proteína.

Cientistas revisaram cinco estudos sobre a dieta cetogênica com um total de 47 pessoas incluídas na análise e cinco estudos com a dieta Atkins modificada com 85 pessoas incluídas. Os pesquisadores descobriram que em todos os estudos 32% das pessoas tratadas com a dieta cetogênica e 29% dos pacientes tratados com a dieta Atkins modificada tiveram uma redução de 50% ou mais em suas convulsões; 9% no grupo de tratamento com a dieta cetogênica e 5% no grupo da dieta Atkins modificada tiveram uma redução maior do que 90% das convulsões.

Os resultados positivos manifestaram-se rapidamente com ambas as dietas, dentro de dias a semanas. O efeito persistiu em longo prazo, mas, ao contrário do que ocorreu com as crianças, os resultados não se mantiveram depois que os participantes pararam de seguir a dieta. Os efeitos colaterais de ambas as dietas foram semelhantes e não graves, como perda de peso, o efeito colateral mais comum. Eu conheço muitas pessoas que gostariam de sofrer esse efeito colateral!

Nesse caso, 5% das calorias foram consumidas na forma de carboidratos com a dieta cetogênica e 10% das calorias na forma de carboidratos com a dieta Atkins.

Em outro estudo – que ganhou o Prêmio Saúde de 2014 –, conduzido pela Faculdade de Saúde Pública da Universidade de São Paulo, a dieta cetogênica se mostrou inegavelmente superior às drogas no tratamento de epilepsia. O estudo constatou que os corpos cetônicos produzidos pela gordura da dieta causam um aumento nos níveis do neurotransmissor Gaba, antiexcitatório responsável por atenuar a carga elétrica em áreas do cérebro onde ocorre o ataque epiléptico. Ou seja, a dieta cetogênica afeta a neuroquímica cerebral de maneira favorável aos portadores de epilepsia.

Veja, a seguir, um resumo do estudo.

Uma dieta para controlar a epilepsia resistente

Segundo a Organização Mundial da Saúde, 0,7% da população mundial sofre com essa desordem neurológica que provoca convulsões. Isso significa que são 50 milhões de indivíduos no planeta com o problema. Infelizmente, entre 30% das crianças com o distúrbio, as drogas antiepilépticas simplesmente não funcionam. É a chamada epilepsia refratária, que aumenta inclusive o risco de o paciente morrer. De olho nisso, os autores desse trabalho finalista avaliaram o impacto de uma alimentação especial em 26 jovens com esse tipo resistente da doença.

Durante seis meses, eles foram incentivados a seguir uma dieta cetogênica, que substitui carboidratos por proteínas e gorduras. Ao final desse período, 68% dos jovens apresentaram uma redução nos espasmos – em sete dos casos, eles pararam totalmente. Ainda houve uma diminuição de 26% no uso de anticonvulsivantes, medicamentos que não são livres de efeitos colaterais. Está aí uma medida ao alcance de todos os pais para garantir maior qualidade de vida às crianças com epilepsia refratária.

Impacto da dieta cetogênica nas características oxidativas, físicas e lipídicas de lipoproteínas de crianças e adolescentes com epilepsia refratária[17].

Autores: Patricia Azevedo de Lima, Daniela Kawamoto Murakami, Leticia Pereira de Brito Sampaio, Nágila Raquel Teixeira Damasceno.

Instituições: Faculdade de Saúde Pública da Universidade de São Paulo, Faculdade de Ciências Farmacêuticas da Universidade de São Paulo e

---

17 http://docs.bvsalud.org/biblioref/2017/07/846693/patricia_azevedo_de_lima_masuda_do_corrigida.pdf

Instituto da Criança do Hospital das Clínicas da Faculdade de Medicina da Universidade de São Paulo.

Veja o que uma revisão da literatura científica conduzida por Carl E. et al. intitulada "A dieta cetogênica como tratamento para diversas doenças neurológicas" diz a respeito do tratamento da epilepsia com a dieta cetogênica:

Dieta cetogênica para epilepsia

Já não existe nenhuma dúvida de que a dieta cetogênica (DC) é eficaz na melhora das convulsões em pacientes, especialmente as crianças com epilepsia refratária (Vining, 1999; Neal et al., 2008; Freeman et al., 2009). Após sua introdução em 1920, a DC foi utilizada como primeira ou segunda linha de tratamento para a epilepsia infantil grave.

Com a introdução de medicamentos anticonvulsivantes na forma de pílulas convenientes, o uso da DC no tratamento diminuiu, mas ressurgiu mais tarde, no início de 1990, devido em grande parte aos esforços de pais preocupados que trouxeram a dieta de volta com uma maior sensibilização do público (Wheless, 2008). Nos últimos anos temos acompanhado um aumento notável na investigação sobre a DC, incluindo esforços básicos da ciência, assim como protocolos clínicos e estudos (Kim e Rho, 2008; Neal et al., 2008; Kessler et al., 2011). A DC tornou-se parte integral do protocolo da maioria dos principais centros de epilepsia em todo o mundo (Kossoff e McGrogan, 2005).

Mal de Alzheimer e transtornos cognitivos

A dieta cetogênica se mostra promissora também para tratamento do mal de Alzheimer, da depressão, de tumores e, com menos sucesso, porém de maneira significativa, de outros transtornos cognitivos.

A carência de glicose como substrato energético para o cérebro e a presença de corpos cetônicos acarretam uma transição de metabólitos fermentáveis para metabólitos respiratórios, os quais servem como uma fonte de combustível diferenciada, promovendo a morte celular programada de células tumorais, pois estas não têm capacidade metabólica, como as células normais, para se adaptar ao uso de corpos cetônicos como combustível.

Estudos clínicos e randomizados são promissores em relação ao tratamento do mal de Alzheimer, embora não conclusivos, indicando melhora na função cognitiva de uma parcela significativa dos participantes. Isso não é de surpreender, uma vez que os estudos demonstram uma relação entre a neuroquímica cerebral de pacientes epilépticos e indivíduos portadores do mal de Alzheimer, sendo que uma parte dos primeiros sofre de convulsões ou hiperexcitação que os torna mais propensos a essas crises.

Há um aumento na densidade e no número das mitocôndrias com a presença de corpos cetônicos, bem como ausência de glicose e diferenciação celular dos neurônios, crescimento e aumento das conexões neurais. Com a redução do açúcar sanguíneo também ocorre uma remoção dos AGES (produto final de glicação avançada), que são proteínas ou lipídios que se tornam glicados como resultado da exposição à glicose no sangue, prejudicando os neurônios relacionados ao mecanismo degenerativo da doença.

Em outras palavras, em um dia de faxina na sua casa, os corpos cetônicos são a faxineira, o aspirador e os produtos que farão aquela limpeza que deixará sua sala brilhando. A sala seriam o cérebro e os neurônios.

Pesquisas indicam que, em indivíduos portadores da doença de Alzheimer, corpos cetônicos são os melhores substratos energéticos para o cérebro, uma vez que muitos neurônios são inaptos a usar a glicose como fonte de energia, causando assim a morte deles e uma gradual perda cognitiva ao longo dos anos. Ou seja, as células neurais de indivíduos portadores da doença de Alzheimer podem manter-se vivas e ativas caso seja proporcionada essa alternativa energética ao cérebro, impedindo a perda cognitiva.

Essa incapacidade cerebral de usar glicose é supostamente decorrente da resistência à insulina, o que impede que a glicose seja introduzida nas células, e por isso o mal de Alzheimer é chamado por muitos de diabetes tipo 3. Essa condição pode ser desenvolvida por indivíduos com síndrome metabólica, obesos e com sobrepeso.

Momento de reflexão

O maior desafio de adotar uma dieta cetogênica é reduzir a ingestão de carboidratos e proteína o suficiente para entrar em cetose e mantê-la. Se você comer muita proteína, seu corpo irá converter os aminoácidos em

glicose. Se você comer muito carboidrato, o açúcar no sangue será muito alto para produzir corpos cetônicos. A matéria-prima na fabricação de corpos cetônicos são as gorduras.
— **Dra. Terry Wahls,** do livro *The Wahls Protocol: A Radical New Way to Treat All Chronic Autoimmune Conditions Using Paleo Principles Paperback*, não lançado no Brasil.

Um dos principais estudos voltados para o tratamento do câncer com a dieta cetogênica relata:

"As células que exibem as taxas metabólicas mais ativas (isto é, células cancerígenas) são mais sensíveis à falta de energia metabólica para alimentar a sua atividade (glicose), um fenômeno bem conhecido na bioquímica como o efeito de Warburg. Teoricamente, privar as células cancerígenas de divisão rápida altamente metabólica do seu combustível habitual, por exemplo, a glicose (por meio da dieta cetogênica ou 2DG), pode ser clinicamente terapêutico (Popa et al., 2002; Pelicano et al., 2006; Otto et al., 2008). Apesar dessa observação celular bem documentada, a DC só recentemente foi considerada como um tratamento clínico no campo da oncologia".

Óleo de coco/MCT

O óleo de coco extravirgem – principalmente o óleo MCT – é muito eficaz na produção de corpos cetônicos (convertido em energia). Um estudo publicado no periódico *Neurobiology of Aging* (Neurobiologia do Envelhecimento) mostrou que a gordura MCT (a qual constitui metade dos ácidos graxos do óleo de coco, aproximadamente) produziu um aumento nos níveis de corpos cetônicos dentro de uma hora e meia, aproximadamente, após o seu consumo, mostrando sua potencial eficácia no tratamento de transtornos cognitivos como o mal de Alzheimer.

Recapitulando

- Há uma série de benefícios relacionados ao jejum, à redução dos níveis de glicose e ao aumento dos corpos cetônicos. Um aumento na densidade e no número das mitocôndrias das células, além da diferenciação celular dos neurônios, crescimento e aumento das conexões neurais, são alguns desses benefícios.

- Também ocorre um processo de remoção dos AGES (produto final de glicação avançada), relacionados à inflamação das células e ao mecanismo degenerativo de transtornos cognitivos.
- Em um dia de faxina na sua casa, os corpos cetônicos são a faxineira, o aspirador e os produtos de limpeza que farão aquela faxina que deixará sua sala brilhando. A sala seriam o cérebro e os neurônios.
- O maior desafio de adotar uma dieta cetogênica é reduzir a ingestão de carboidratos e proteína o suficiente para entrar em cetose e mantê-la.
- As células cancerígenas são mais sensíveis à falta da glicose para alimentar a sua atividade, um fenômeno bem conhecido na bioquímica como o efeito de Warburg.
- As células tumorais não têm a capacidade metabólica que as células normais têm para se adaptarem ao uso de corpos cetônicos como combustível.
- No mal de Alzheimer, a incapacidade cerebral de usar glicose é supostamente decorrente da resistência à insulina no cérebro. Por isso o mal de Alzheimer é chamado por muitos de diabetes tipo 3.
- O óleo de coco extravirgem, principalmente o óleo MCT, é muito eficaz na produção de corpos cetônicos.

15
DIETA LOW-CARB OU CETOGÊNICA NO TRATAMENTO DO DIABETES TIPO 2

"Drogas podem 'administrar' doenças crônicas como diabetes e obesidade, mas elas não podem prevenir ou revertê-las."

– **Jimmy Moore,** em *Keto clarity: your definitive guide to the benefits of a low-carb, high-fat diet* (Clareza cetogênica: seu guia definitivo para os benefícios de uma dieta low-carb rica em gordura).

Estudos demonstraram que a inflamação precede o desenvolvimento do diabetes, sendo que pessoas com níveis de inflamação crônica de baixo grau correm um risco muito mais elevado de desenvolver diabetes. Muitos danos no corpo são causados pelo excesso de inflamação induzida pela dieta e pelos hábitos de vida, que vão além do ganho de peso e resistência à insulina.

As citocinas inflamatórias começam a atuar na célula de gordura e, conforme a gordura se acumula, a inflamação aumenta como resultado do estresse oxidativo e das disfunções celulares geradas nas células em consequência do consumo excessivo de carboidratos, principalmente açúcar, óleos vegetais processados com alto teor de radicais livres e gorduras trans.

Como você pôde observar ao longo do livro, há implicações importantes da resistência à insulina na patogênese da síndrome metabólica e do diabetes tipo 2.

A sobrecarga das células beta do pâncreas na produção constantemente alta de insulina decorrente dos níveis excessivos de glicose no sangue, para transportar essa glicose através das membranas celulares, além do ganho de gordura corporal, pode levar a resistência à insulina, pré-diabetes e, posteriormente, se o estímulo se mantiver consistente e excessivo, ao diabetes.

Com o tempo, o corpo que abriga genes que predispõem alguém a desenvolver diabetes começa a manifestar esses genes de maneira mais preponderante, a ponto de desencadear a doença.

O aumento do consumo de açúcar e carboidratos refinados nas últimas décadas no Brasil e nos Estados Unidos coincidiu com a crescente epidemia de obesidade e diabetes na última década. Portanto, açúcar e farináceos são a gênese do problema. Em 1980, aproximadamente 1 em cada 7 americanos era obeso e quase 6 milhões (2,2% da população) eram diabéticos. No começo do século XX, em torno de 1% da população americana era diabética, todavia, no começo do século XXI, após o consumo de açúcar ter aumentado drasticamente, perto de 20 milhões (7% da população) dos americanos eram diabéticos. Hoje em dia, de acordo com os dados estatísticos de 2015 do governo, perto de 11% da população americana é diabética. O índice de diabetes aumentou mais de 5 vezes nos últimos 50 anos nos Estados Unidos.

Os resultados do estudo prestigioso realizado pela National Health and Nutrition Examination Surveys (NHANES), nos Estados Unidos, indicam que houve um grande aumento de carboidratos na dieta dos americanos entre 1974 e 2000. A ingestão de carboidratos entre os homens aumentou de 42% para 49%, entre as mulheres subiu de 45% para 52%, e disparou no pódio dos macronutrientes mais consumidos no país, o que está diretamente correlacionado com o aumento exponencial da taxa de obesidade.

Como relatado anteriormente, o pesquisador Hussain e colegas compararam a dieta cetogênica muito pobre em carboidrato chamada VLCKD (*very low carbohydrate ketogenic diet*) com uma dieta moderada em carboidratos, porém baixa em calorias, durante seis meses. Os resultados foram notavelmente distintos entre os dois grupos.

A hemoglobina glicada (HbA1c) representa a média da glicose sanguínea dos últimos três a quatro meses antes do exame de sangue.

Os participantes que seguiram a dieta VLCKD atingiram em média 6,2% de HbA1c em comparação com os participantes que seguiram a dieta baixa em calorias e moderada em carboidratos (quando a dieta é baixa em calorias os carboidratos são automaticamente reduzidos), que alcançaram uma média de 7,5% de HbA1c. Ou seja, um valor mais de 20% maior na glicose dos participantes que reduziram as calorias, mas não reduziram os carboidratos suficientemente.

As dietas de baixo teor de carboidrato no tratamento do diabetes e da síndrome metabólica têm sido adotadas sem efeitos colaterais significativos, ou menores, certamente, do que com o tratamento por meio de drogas, e com benefícios imediatos, como a regulação da glicose sanguínea, perda de peso e melhora em diversos biomarcadores de saúde.

No caso da dieta low-carb mais liberal em carboidratos, o estudo feito por Jönsson T. et al., publicado no periódico *Cardiovascular Diabetology* em 2009, indica que ela causou uma perda de peso de 3 kg a mais e 4 cm a menos, levando a uma melhora mais acentuada nos marcadores de diabetes e risco cardiovascular, como glicose sanguínea em jejum, hemoglobina glicada, HDL, triglicérides, entre outros, em comparação com a dieta criada pelo governo americano como "ideal" para diabéticos.

Dezenas de estudos muito criteriosos demonstram que a redução drástica do consumo de carboidratos é a alternativa dietética mais eficaz no tratamento do diabetes, podendo curar totalmente uma parcela substancial dos pacientes com diabetes tipo 2 dentro de meses, demonstrando que, em geral, mais da metade dos participantes conseguiu reduzir drasticamente a terapia medicamentosa e o uso de insulina.

No caso do diabetes tipo 1, em um estudo recente foi possível reduzir a aplicação da insulina em 50%, em média, em algumas dezenas de participantes em um período de 12 meses. Dada a gravidade dos efeitos colaterais das doses altas de insulina e o fracasso das terapias medicamentosas, a dieta low-carb se torna primordial para o alívio ou a cura dessa doença debilitante.

Dieta cetogênica no tratamento do câncer

Uma dieta cetogênica rica em gorduras e pobre em carboidratos foi desenvolvida inicialmente em 1920, no hospital Johns Hopkins, para tratar a epilepsia.

Nos últimos anos, a dieta tem sido usada em experimentos clínicos no tratamento de certos tipos de câncer, com resultados muito promissores e enormes repercussões na medicina.

Como já foi dito anteriormente, células cancerígenas são mais sensíveis à falta de glicose – usada para alimentar a sua atividade metabólica. Esse fenômeno foi descoberto pelo fisiologista alemão Otto Warburg, em 1920. Sua descoberta de que as células tumorais usam açúcar como principal fonte de fermentação para combustível rendeu-lhe o prêmio Nobel de 1931.

De posse desses fatos, os cientistas fizeram experimentos para tratar indivíduos com privação de glicose, e, com uma taxa significantemente alta de sucesso em certos tipos de câncer, a dieta cetogênica se tornou um tratamento reconhecido no campo da oncologia.

Com a repercussão desse tratamento complementar à terapia medicamentosa, o uso da dieta na administração de certos tipos de câncer em conjunto com a terapia medicamentosa prescrita nos hospitais e nas clínicas resultou em muitos casos de sucesso nos Estados Unidos.

Ao ser privado da fonte de energia mais ativa metabolicamente, a glicose, o cérebro é submetido ao uso parcial de corpos cetônicos produzidos no fígado a partir das gorduras consumidas dentro do contexto de níveis de glicose moderadamente baixos, impostos pela restrição severa de carboidratos com a dieta cetogênica.

Dr. Thomas Seyfried, professor da Universidade de Boston, conduziu pesquisas com a dieta cetogênica no tratamento de certos tipos de câncer, tendo seu estudo publicado na revista médica *Carcinogenesis*, e é autor de obras como *Cancer as a metabolic disease* (Câncer como uma doença metabólica).

Seyfried é uma autoridade na pesquisa do câncer e em dieta cetogênica. Em seu livro, relata um amplo corpo de evidências demonstrando resultados significativos no tratamento do câncer de diversas origens. Segundo ele, o tratamento por meio da dieta cetogênica não está sendo utilizado em escala ampla e nacional nos Estados Unidos devido ao conflito de interesses com a indústria farmacêutica, apesar de ampla evidência da sua eficácia no tratamento de certas formas de câncer. Em suas palavras: "O câncer é um grande negócio. Há mais pessoas vivendo do câncer do que morrendo dessa enfermidade[18]".

O autor descreve que a dieta cetogênica não está sendo usada em escala nacional por razões puramente econômicas, pois formaria um grande "buraco" no orçamento dos hospitais e, portanto, interromperia um enorme "fluxo financeiro", em suas palavras, na receita gerada com a quimioterapia e a radioterapia.

A nutrição é um jogo de soma zero; existem dietas pobres em carboidratos e ricas em gordura, dietas pobres em gordura e ricas em carboidratos, ou dietas moderadas em carboidratos e moderadas em gordura. As últimas duas alternativas de dieta proporcionam doses de glicose suficientemente altas para nutrir as células cancerígenas, uma vez que já estão presentes no corpo humano.

Por outro lado, a dieta cetogênica muito pobre em carboidratos, moderada em proteínas e rica em gordura leva à produção de corpos cetônicos pelo fígado a partir das gorduras, que se tornam um substrato energético mais presente. E, portanto, privando as células tumorais de açúcar, que fica menos disponível no sangue, visto que não há consumo de açúcar (carboidratos) e não há conversão suficientemente alta de proteínas para açúcar no sangue por meio da conversão metabólica chamada gliconeogênese.

Assim, os níveis de açúcar sanguíneos ficam baixos, enquanto os níveis de corpos cetônicos ficam altos, diferentemente do cenário de outras dietas, em que há presença mais abundante de açúcar no sangue e quantidades desprezíveis de corpos cetônicos produzidos.

As células cancerígenas, diferentemente das células saudáveis do corpo, não possuem flexibilidade metabólica para utilizar corpos cetônicos como fonte de energia, como fazem com a glicose. Logo, doses mais baixas de glicose e insulina em uma dieta cetogênica privam as células tumorais de energia, podendo matá-las de fome.

Sabe-se, então, que existem meios viáveis de tratar certos tipos de câncer por meio dessa dieta em combinação com outras terapias, todavia

---

18 Cancer as a Metabolic Disease: On the Origin, Management, and Prevention of Cancer 1st Edition de Thomas Seyfried

essa é uma realidade que ainda é pouco explorada pela medicina, por isso a população em geral não está ciente desse fenômeno e não pode ser orientada a utilizar tal terapia como tratamento.

Felizmente, a ciência sobre o tema aos poucos se expande e talvez em um futuro próximo a terapia dietética esteja presente em uma variedade maior de centros médicos e clínicas nos Estados Unidos e seja difundida para outros países menos avançados científica e tecnologicamente, como o Brasil.

Um número crescente de cientistas nos Estados Unidos está conduzindo ensaios clínicos para testar a dieta no tratamento de pessoas com câncer, e os resultados são mais promissores para certos tipos de câncer e em estágios menos avançados.

Entretanto, em 2012, Dr. Eugene Fine conduziu, no Centro Médico de Montefiore, em Nova York, um estudo-piloto com 10 pessoas portadoras de câncer em estágio avançado, em que os pacientes foram submetidos a um regime cetogênico ao longo de 28 dias. Os resultados foram surpreendentes e muito promissores, para dizer o mínimo: 100% dos pacientes tiveram a progressão da doença estabilizada ou observaram remissão parcial das células cancerígenas.

Se fosse uma droga ou algum equipamento que produzisse esse efeito, com total segurança seria possível afirmar que milhões de dólares seriam investidos para que sem delongas pudessem ser lançados no mercado, disponibilizados para clínicas e hospitais.

Ou seja, os avanços na medicina tendem a seguir o dinheiro, e onde não há dinheiro... bem, digamos que há menos energia humana concentrada na causa. Porém, tal visão é reducionista e extremamente limitante para a sociedade e para o progresso da medicina. Mais além, a matéria-prima da concentração humana, ou seja, o lucro em curto prazo, é um impedimento da transição para meios de fluxo financeiro mais condizentes com os valores humanos básicos de saúde e cura da doença.

Em outras palavras, contanto que haja um conjunto de esforços para os avanços na medicina com base em dietas, os investidores, hospitais e médicos podem lucrar com a saúde humana, e quando as drogas e equipamentos não são o foco terapêutico, como no caso da dieta cetogênica no tratamento do câncer e de transtornos cognitivos, como epilepsia, mal de Alzheimer e mal de Parkinson. Contanto que encontrem meios de lucrar com esse novo paradigma e que desse modo haja uma transição para o uso em massa desse tipo de terapia, de acordo com o que a nova ciência demonstra ser pertinente como terapia no contexto individual do paciente, do tipo de doença e conforme o prognóstico.

Infelizmente, o ser humano sofre de visão curta, um dos principais vilões do progresso científico e um tipo de erro comum que acomete pesquisadores na investigação científica, como foi tratado no capítulo sobre a hierarquia das evidências científicas. Isso significa que eles estão presos a suas crenças, mesmo à luz de evidências sólidas que demonstram o oposto delas, ou que existe uma variável diferente ou uma terapia nova e mais eficaz no tratamento de uma doença. A história mostra que, em diversos casos, um conjunto de poucos indivíduos e organizações é responsável pelas inovações, avanços e mudanças positivas no paradigma das sociedades (Steve Jobs é um bom exemplo).

A dieta cetogênica no tratamento da epilepsia é um excelente exemplo desse fenômeno. Há quase um século a ciência demonstra que a dieta cetogênica é um tratamento excelente para essa doença, superando as drogas na maioria dos casos; entretanto, continua não sendo utilizada como principal forma de terapia nas clínicas e hospitais do Brasil e dos Estados Unidos.

Um dos tipos de câncer cujo tratamento é mais promissor com a dieta cetogênica é o câncer no cérebro, e um dos pioneiros nesse campo é a Dra. Adrienne Scheck, do Centro de Estudos de Tumores Cerebrais do Instituto Neurológico Barrow, em Arizona, nos Estados Unidos.

Atualmente, uma dúzia de ensaios clínicos já foi conduzida no tratamento de diversos tipos de câncer com a dieta cetogênica para testar o efeito Warburg na prática, com resultados extremamente promissores. Os cientistas ressaltam, com base nesses estudos, que a dieta cetogênica não cura o câncer, mas é muito eficiente em controlá-lo ou em revertê-lo parcialmente, e o efeito é mais preponderante em certos tipos de câncer e em estágios iniciais da doença. Isso representa um marco primordial na medicina, tão importante quanto a eficácia dessa dieta no tratamento de transtornos cognitivos.

Há dezenas de depoimentos de pessoas que se curaram ou mantiveram o câncer sob controle com a dieta cetogênica combinada com outras terapias. Veja a seguir um exemplo recente.

A História de Alix Hayden
Reportagem de Samantha Chang

Mulher luta contra câncer fatal no cérebro usando dieta cetogênica low-carb sem quimioterapia

Alix Hayden tem câncer cerebral, mas, em vez de se submeter à cirurgia e quimioterapia, ela o está combatendo com uma dieta cetogênica, pobre em carboidratos e rica em gordura, e tem tido sucesso até então.

Em uma entrevista exclusiva, Hayden discutiu a sua terapia metabólica e falou sobre como enfrentar o câncer com uma atitude positiva.

Alix, diretora de operações em uma empresa de pesquisa bioquímica, a Phenomenome Discoveries, em Saskatoon, Canadá, foi diagnosticada com câncer cerebral em agosto de 2012.

Ela segue uma dieta cetogênica (que é bem restrita em carboidratos, rica em gordura e moderada em proteína) desde fevereiro de 2013, que, segundo o Dr. Dominic D'Agostino, faz com que as células cancerígenas morram de fome.

Isso ocorre porque as células do nosso organismo podem usar tanto gordura quanto glicose (um carboidrato), mas as células cancerígenas dependem de glicose e não sobrevivem com corpos cetônicos. Então, ao limitar os carboidratos – que se transformam em glicose no organismo –, nós matamos de fome as células do câncer.

"Quando restringimos os carboidratos na nossa dieta, podemos prevenir picos de glicose e insulina no sangue, que são pró-inflamatórios", explicou D'Agostino, que é PhD em Fisiologia e Neurociência.

"A supressão de glicose sanguínea e de picos de insulina pode ser muito eficaz quando lidamos com doenças crônicas."

A dieta cetogênica já provou ser efetiva em produzir perda de peso rápida, no tratamento de epilepsia e na proteção da saúde cerebral. O neurologista David Perlmutter, autor do livro A dieta da mente, me disse que a dieta cetogênica previne – e em alguns casos reverte – a doença de Alzheimer e TDAH (transtorno do déficit de atenção e hiperatividade).

"Carboidratos são devastadores para o cérebro", disse o Dr. Perlmutter; "mesmo pequenas elevações no açúcar sanguíneo aumentam o risco de Alzheimer, conforme foi demonstrado."

Dr. Jeff Volek, autor de The art and science of low-carbohydrate living [A arte e a ciência da vida low-carb, sem tradução no Brasil], *me disse que as dietas cetogênicas aceleram a perda de peso, revertem o diabetes tipo 2 e previnem doenças cardíacas e câncer.*

"Existem muito poucas pessoas que não podem ser ajudadas por uma dieta cetogênica" – Dr. Volek.

O tumor de Alix não se espalhou. A dieta de Hayden é aproximadamente 65% gordura, 30% proteína e 5% carboidratos. Seu tumor cerebral não ficou menor desde que ela começou a dieta cetogênica, mas também não aumentou – o que é um ótimo sinal.

Alix, em seus 30 anos, faz uma ressonância magnética a cada seis meses e está postergando a quimioterapia e a radiação, já que seu tumor foi classificado como de crescimento lento. Hayden criou um blog chamado Greymadder para contar seu processo de recuperação do câncer, o que a tornou um tipo de celebridade da internet[19].

Recapitulando

- Estudos demonstraram que a inflamação precede o desenvolvimento do diabetes, sendo que pessoas com níveis de inflamação crônica de baixo grau correm um risco muito mais elevado de desenvolver diabetes.
- Há implicações importantes da resistência à insulina na patogênese da síndrome metabólica e do diabetes tipo 2.
- A sobrecarga do pâncreas na produção constantemente alta de insulina desencadeia o diabetes.
- Em 1980, quase 6 milhões de americanos (2,2% da população) eram diabéticos, e, no começo do século XXI, após o consumo de açúcar e produtos refinados ter aumentado drasticamente, perto de 20 milhões (7% da população) haviam se tornado diabéticos. Em 2015, 11% da população era diabética.

---

19 Publicado originalmente em https://healthimpactnews.com/2014/woman-battles-brain-cancer-using-low-carb-ketogenic-diet-without-chemo/

- Estudos demonstram que a dieta low-carb proporciona resultados superiores aos de outras dietas no tratamento do diabetes, proporcionando melhoras substanciais nos sintomas e, em muitos casos, revertendo a doença e eliminando a necessidade de aplicação de insulina.
- Um estudo referente ao diabetes tipo 1 demonstrou uma redução de 50% no uso da insulina em um período de 12 meses de tratamento com uma dieta low-carb.
- Uma dieta cetogênica rica em gordura e pobre em carboidratos foi desenvolvida em 1920 no Hospital Johns Hopkins para tratar a epilepsia.
- A eficácia da dieta cetogênica no tratamento de transtornos cognitivos representa um marco primordial na medicina.
- Em um teste-piloto com 10 pessoas portadoras de câncer, 100% dos pacientes tiveram a progressão da doença estabilizada ou observaram remissão parcial das células cancerígenas por meio da dieta cetogênica.
- Atualmente, uma dúzia de ensaios clínicos já foi conduzida no tratamento de diversos tipos de câncer com a dieta cetogênica para testar o efeito Warburg na prática, com resultados altamente promissores.
- Há dezenas de depoimentos de pessoas que se curaram ou controlaram o câncer com a dieta cetogênica combinada a outras terapias.
- Infelizmente, o ser humano sofre de visão curta, um dos principais vilões do progresso científico.
- A história mostra que, em diversos casos, um conjunto de poucos indivíduos e organizações corajosos é responsável pelas inovações, avanços e mudanças positivas no paradigma das sociedades.

16
SONO PARA A SAÚDE E O CONTROLE DO PESO

"Se ficar sem dormir nesta noite, você pode terminar o seu trabalho. Ao terminar o trabalho, poderá morrer em seguida."

– **T. S. Wiley**, autora do livro *Lights out: sleep, sugar, and survival* (Luzes apagadas: sono, açúcar e sobrevivência). Sem tradução para o português.

Falta de sono adequado pode levar ao ganho de peso e de gordura corporal, além de aumentar o risco de diversas doenças. **Ponto final.** Isso é o que os dados de todos os estudos a respeito mostram. Então, se você escutar alguma vez que dormir menos do que o essencial para seu corpo não é um problema, **desconfie dessa afirmação NA HORA.**

A falta de sono causa ganho de peso quando há AUMENTO calórico, o que acontece com bastante frequência, desencadeando a compulsão alimentar. Pode haver também ganho de gordura corporal com a falta de sono com o MESMO consumo calórico, de acordo com um estudo recente.

Em outro estudo, dentro de um contexto de uma dieta pobre em proteínas, ocorreu a perda de 80% de peso na forma de músculo, nos participantes que dormiram 5,5 horas, **com relação aos participantes que dormiram 8,5 horas, os quais perderam 50% do peso na forma**

de massa muscular. Em mais detalhes, os participantes que dormiram 8,5 horas perderam 1,4 kg na forma de gordura e os participantes que dormiram 5,5 horas perderam APENAS 0,6 kg na forma de gordura, dado o mesmo consumo calórico e a mesma dieta.

Para completar a minha descrição do cenário, os indivíduos que dormiram 5,5 horas perderam **2,4 kg de MÚSCULO**, enquanto os que dormiram 8,5 horas perderam substancialmente menos massa magra, 1,5 kg.

Não foi testado quanto de músculo alguém perderia se a falta de sono fosse acompanhada de uma dieta rica em proteínas, mas é bem possível que houvesse uma perda também, porém em menor grau, porque a proteína tem uma função muito importante no anabolismo.

Além de contribuir para o ganho de peso, a falta de sono pode ser devastadora para o organismo de diversos modos, acarretando falhas de memória e perda cognitiva, mau funcionamento do sistema imune (gripes e resfriados, entre outros problemas), levando a altos níveis de estresse (cortisol), maiores níveis de depressão e desenvolvimento de diversas doenças.

O sono é essencial para regeneração das células, fortalecimento do sistema imunológico e função intestinal eficiente. A melatonina, hormônio produzido pela glândula pineal, cumpre uma **função fundamental no sono e na PERDA de PESO, de acordo com diversos estudos.**

Assim, você pode engordar e ficar menos saudável quando exposto a muita luz durante a noite, porque a luminosidade causa diminuição na produção de melatonina, hormônio que nos induz ao sono e cumpre diversas funções essenciais para o corpo. Estudos mostram uma conexão direta da produção de melatonina com a função adequada do hormônio insulina – quando a produção de melatonina não é suficiente, ocorre uma diminuição da sensibilidade das células à insulina, impactando de maneira severa diversos marcadores de saúde metabólica.

Alguns estudos, como um experimento feito no Brasil pela Universidade Federal de São Paulo, Instituto Butantan e um publicado no *Jornal of Pineal Research* em 2014, reafirmam esse fenômeno, demonstrando que ratos de laboratório que tomaram suplementos de melatonina tiveram uma composição corporal muito alterada.

No estudo de 2014 da Pineal Research, um grupo de roedores idosos tratados por 12 semanas com melatonina perdeu 2% do peso corporal, enquanto os ratos que não tomaram o suplemento pesavam em média quase 8% a mais no final do período.

O estudo demonstrou que **produção reduzida de melatonina e o processo metabólico desencadeado pela luz e barulho à noite levaram a níveis elevados de insulina e grelina e a níveis mais baixos de leptina nos ratos**. Melatonina, insulina, grelina e leptina são todos hormônios que regulam o apetite, o ganho de peso e de gordura corporal. Mais grelina aumenta a fome, enquanto menos leptina diminui a saciedade.

Em outro estudo, realizado por Huang et. al., foi demonstrado que os indivíduos tiveram menos tempo de sono, e de menor qualidade, quando havia um ruído baixo, como a televisão ligada, por exemplo, e uma luz indireta acesa, como a luz do banheiro. O sono ficou mais leve e houve um atraso no tempo que os participantes do estudo levaram para adormecer, **maiores níveis de ansiedade e menores níveis de melatonina foram produzidos pelo corpo**. No entanto, a suplementação de melatonina foi mais eficiente do que tampões de ouvido e máscaras, para que o corpo produzisse melatonina endógena. A conclusão do estudo foi que a suplementação de melatonina melhorou a qualidade do sono e os níveis sanguíneos desse hormônio em indivíduos saudáveis, expostos a luz e a ruídos simulando uma UTI, com relação a tampões de ouvido e máscaras para os olhos.

Estudos demonstram de maneira cada vez mais clara a relação entre o trabalho noturno e distúrbios metabólicos associados a essa disfunção do ciclo circadiano e à falta de melatonina, acarretando a disfunção metabólica, porque a qualidade do sono piora e a regeneração celular diminui durante a noite. Por exemplo, uma metanálise conduzida com mais de 200.000 participantes mostrou que uma porcentagem muito grande dos participantes que trabalhavam em expediente noturno tinha diabetes tipo 2. Indivíduos que trabalhavam em turnos noturnos tinham risco quase 50% maior de desenvolver diabetes!

Consumir gordura e proteína de manhã melhora o humor ao longo do dia, a glicemia e a qualidade do sono, além de aumentar a saciedade.

Isso é o que uma série de estudos indica. Ovos e *bacon*, alguém? Para aqueles, como eu, que têm preguiça de fritar ovos de manhã, nem tudo está perdido. Os estudos mostram que *whey protein* é uma alternativa tão boa e até mesmo mais eficaz na supressão do apetite do que outras fontes de proteína, como ovos, atum ou peito de peru, de acordo com um estudo publicado no *British Journal of Nutrition* pelos pesquisadores Sebely Pal e Vanessa Ellis em 2010.

Sem contar a melhora no metabolismo e na composição corporal. Mais músculo, que é um tecido metabolicamente ativo, fazendo com que o corpo gaste mais energia para mantê-lo. Com mais músculo, por conseguinte, há menos gordura corporal, pois quanto mais você tem de um, menos tem do outro, dentro de um mesmo consumo calórico. Em outras palavras, dado um mesmo consumo calórico, você pode ter mais músculo ou menos gordura por caloria consumida.

Consumir carboidratos de manhã leva a um aumento da fome, de acordo com um grande corpo de evidências. É o velho ciclo vicioso de começar o dia com o pé esquerdo, como evidenciado pelo estudo de Paula C. et al. Nas palavras dos autores desse estudo:

"Os participantes que consumiram a refeição POBRE em carboidratos e RICA em gordura relataram apetite menor três a quatro horas após a refeição, uma resposta que foi associada com os momentos da glicose mais elevada e mais baixa registrados. **Aumentos modestos de carboidratos na refeição em detrimento da gordura podem facilitar o GANHO de peso em longo prazo**, contribuindo para um aumento e queda mais rápidos das concentrações de glicose pós-refeição e um retorno mais rápido do apetite".

Dormir bastante e com qualidade é essencial para a saúde e para a perda de peso, **não é brincadeira**! É provavelmente o principal fator depois da restrição de carboidratos. **Mais importante do que fazer exercícios**, mais fácil e, ainda assim, difícil de convencer as pessoas. Suponho que isso aconteça porque são levadas a crer, pela televisão, revistas e gurus da boa forma, que passar horas na academia e fechar a boca são a solução para a obesidade e o sobrepeso.

Quando dormimos pouco, a tendência é comermos mais, e alimentos processados, com alto valor de recompensa (açúcar com gordura, sal e farináceos), que engordam.

Além disso, altos níveis de estresse e falta de sono geram problemas de memória e perda cognitiva, e ainda prejudicam o funcionamento do sistema imunológico – por isso, pessoas que dormem pouco são muito mais suscetíveis a contrair gripe e resfriados. Dormir pouco por longos períodos está associado a maiores níveis de depressão e ao desenvolvimento de diversas doenças.

Se depressão, estresse, gripes e resfriados, baixo desempenho cognitivo e ganho de peso não forem suficientes para convencer você a dormir melhor, os estudos estão aos poucos elucidando a conexão entre a falta de sono e de qualidade de sono com o desenvolvimento de células tumorais. A desregulação do ciclo circadiano está associada a câncer, diabetes e diversas doenças degenerativas.

Um estudo conduzido por pesquisadores da UC Santa Cruz descobriu que uma proteína ligada às células cancerígenas altera o relógio biológico. De acordo com a autora do estudo:

"O relógio não é sempre interrompido nas células cancerígenas, mas estudos têm mostrado que alterar o ritmo circadiano em ratos provoca o crescimento mais rápido de tumores, e uma das coisas que o relógio faz é definir restrições sobre quando as células podem se dividir[20]".

Sem sono não há vida. Com o sono ruim, o metabolismo de todas as células do corpo é afetado negativamente. Em outras palavras, a saúde vai para o brejo; o hormônio do estresse, o cortisol, é aumentado, logo, a fome e o tecido adiposo tendem a aumentar.

O relógio biológico influencia toda a fisiologia humana de forma profunda. A ação dos genes e proteínas no corpo todo formam um padrão de atividade diária, de acordo com a luz e a escuridão do dia, além dos hábitos diários, como a alimentação. O processo de dessincronização do ciclo circadiano se inicia no cérebro, principalmente por meio de diversos estímulos nas horas erradas do dia, como os estímulos sonoros (barulho) e principalmente os visuais (luz) registrados.

O ciclo diário de luz e escuridão do corpo está sintonizado com o relógio biológico no cérebro, que envia sinais para quase todas as células e tecidos, para sincronizar em nível molecular. **Porém, com a luz e outros estímulos durante a noite, esse ciclo é alterado.**

---

20 https://www.cell.com/molecular-cell/fulltext/S1097-2765(15)00222-1
E https://www.sciencedaily.com/releases/2015/06/150602130734.htm

A autora do livro fenomenal *Lights out: sleep, sugar, and survival*, T. S. Wiley, explica melhor, de maneira filosófica e com evidências, a relação entre o sono e a nossa saúde.

"Se você inclinar sua cabeça por apenas um momento em total silêncio, você quase pode escutar uma voz emanando de dentro. Essa voz é um padrão de neurotransmissores disparando na sua consciência. Essa voz se chama 'instinto'.

- Dormir é um instinto.
- Quando você está cansado, seu instinto é o de dormir.
- Por que você resiste a ele?
- Se você não dormir de noite, seu trabalho poderá ser prejudicado.
- Se você não dormir por uma semana, não somente seu trabalho será prejudicado, como você poderá morrer."

Esta passagem do livro também é brilhante para encerrar este capítulo:
"A exposição à luz artificial foi mínima durante a maior parte de nossa existência, uma brasa brilhante e uma vela, aqui e ali. Nós dormíamos mais e não tínhamos acesso ao poder calórico do açúcar e dos farináceos. Agora, nossa existência durante 24 horas bem iluminadas dia e noite significa, para nosso controle interno, que estamos em um verão interminável, e esse estímulo demanda banquetes contínuos. No que diz respeito ao ganho de peso, a falta de sono em si não é suficiente para tornar um indivíduo obeso. Para isso uma matéria-prima deve estar disponível, os carboidratos".

Recapitulando

- A falta de sono causa ganho de peso quando há AUMENTO calórico, o que acontece com bastante frequência, desencadeando a compulsão alimentar.
- Pode haver também ganho de gordura corporal com a falta de sono com o MESMO consumo calórico, de acordo com um estudo recente.
- Alguns estudos, como o experimento feito no Brasil pela Universidade Federal de São Paulo e pelo Instituto Butantan, reafirmam esse fenômeno.

- A falta de sono pode ser devastadora para o organismo de diversos modos, acarretando problemas de memória e perda cognitiva, mau funcionamento do sistema imune, altos níveis de estresse (cortisol), maiores níveis de depressão e diversas doenças.
- Estudos comprovaram que há menos tempo de sono, e de menor qualidade, quando há um ruído baixo, como uma televisão ligada, por exemplo, e uma luz acesa, como a luz do banheiro, durante a noite.
- Dormir é essencial para a regeneração das células, para o fortalecimento do sistema imunológico e para o bom funcionamento do intestino.
- A melatonina, o hormônio do sono produzido pela glândula pineal, cumpre uma função fundamental no sono e na **perda de peso**, de acordo com diversos estudos.
- Consumir carboidratos de manhã leva a um aumento da fome, de acordo com um grande corpo de evidências.
- Um novo estudo demonstra que desregular o ritmo circadiano em ratos provoca um crescimento maior e mais rápido de tumores.
- Dormir bastante e com qualidade é **essencial** para a saúde e para a perda de peso.
- Consumir gordura e proteína de manhã melhora o humor ao longo do dia, a glicemia e a qualidade do sono, além de aumentar a saciedade.
- A exposição à luz artificial foi mínima durante a maior parte de nossa existência.

17
COMO EMAGRECER COM PRAZER

Nossos ancestrais, durante nossa evolução como espécie, tinham pouco acesso a carboidratos em comparação com os dias de hoje, pois estavam disponíveis apenas em certas estações do ano. Eram provenientes de vegetais, frutas e alguns tubérculos e, ainda assim, esses alimentos eram extremamente fibrosos e menos palatáveis do que os que consumimos hoje em dia. Mesmo as populações indígenas atuais consomem frutas e verduras selvagens, mais fibrosas que as que consumimos hoje, que foram cultivadas ao longo do período Neolítico de nossa civilização, tornando-as mais doces e mais palatáveis. Tubérculos como batata-doce, mandioquinha e inhame podem ser bem tolerados pela maioria das pessoas, se consumidos moderadamente. É claro que alimentos refinados, cujos ingredientes provêm da agricultura, como pão, biscoito, cereal, doces e macarrão, não fizeram parte da dieta dos nossos antepassados, são lipogênicos e têm alto potencial inflamatório, portanto, em consonância com uma estratégia de perda de peso eficiente, com base científica e de acordo com os princípios básicos que regem a dieta low-carb, devem ser restringidos, ou consumidos esporadicamente, como em caso de emergência, por exemplo, ou melhor, quando realmente não houver opção.

Para que você tenha uma ideia melhor das diferentes faixas de consumo de carboidratos (verduras, frutas e tubérculos), segue uma descrição mais detalhada, de acordo com o seu biotipo, perfil metabólico, hábitos, nível de atividade física e características pessoais, para que alcance seus objetivos de perda de peso e ganho de saúde.

150 g ou mais por dia – faixa de constante acúmulo de gordura

Para muitas pessoas, é muito difícil consumir mais de 150 g de carboidratos por dia sem ser por meio de grãos processados, que constituem a atual dieta americana e de muitos brasileiros (cereais, macarrão, arroz, pão, panquecas, refrigerantes, doces etc.). Por esse motivo, entre a maioria das pessoas que se mantêm nessa faixa de consumo de carboidratos aumenta consideravelmente o risco de acúmulo de gordura, inflamação, bem como aumento no índice de diabetes ou síndrome metabólica. Drástica redução do consumo de cereais e outros carboidratos processados é crucial para a perda de peso sustentável em longo prazo e com saúde. A menos que você esteja praticando esportes com regularidade e de maneira intensa e tenha um fenótipo magro, um consumo de carboidratos acima de 150 g/dia pode levar ao constante acúmulo de gordura corporal, ou a baixos níveis de saciedade e maior ansiedade, caso o peso seja mantido por meio de uma grande redução no teor proteico da dieta.

Essa faixa de consumo favorece o constante aumento de produção de hormônios que impedem o efeito eficaz da queima de gordura e contribui para o aumento do risco de doenças crônicas. O consumo de 300 g de carboidratos por dia, ou mais, irresponsavelmente recomendado por algumas autoridades de saúde americanas e brasileiras, leva ao acúmulo constante de gordura abdominal ao longo da vida.

Algumas pessoas podem se adaptar a um nível de consumo de carboidratos moderado, digamos 150 g a 200 g por dia, sem ganhar peso nem acumular gordura corporal, principalmente indivíduos ectomorfos (magros e com membros compridos) ou atletas; entretanto, um consumo de carboidratos de fontes boas, como verduras, tubérculos e um pouco de fruta, é muito mais desejável do que açúcar e carboidratos refinados.

70 g a 150 g por dia – faixa ótima de consumo de carboidratos para manutenção do peso

Para manter-se nessa faixa de consumo de carboidratos, é preciso alimentar-se de frutos do mar, abacate, carnes, peixes, coco, ovos, nozes, sementes, cacau, vegetais, tubérculos e um pouco de fruta. Assim você se manterá magro, na sua faixa de peso ideal, sem que haja muito risco de ganho de peso, salvo em caso de indivíduos endomorfos (ossos largos e formas arredondadas), sedentários ou com alto grau de resistência à insulina. Essa é provavelmente a melhor faixa de consumo para manutenção de peso e saúde para a maioria dos indivíduos nas sociedades modernas. Permite que seu corpo se mantenha em um estado de constante queima de gordura e definição muscular ou alcance a homeostase. É a faixa de consumo em que diversas populações tradicionais no mundo se mantinham, com vegetais, oleaginosas, sementes, raízes e frutas, sem nenhuma disponibilidade de barras de cereais e açúcar refinado.

Nessa faixa você poderá minimizar a produção de hormônios que estimulam o acúmulo de gordura corporal e queimar mais gordura corporal e dietética como fonte de energia. Com essa dieta, um incrível número de pessoas pode perder mais de 1 kg por semana com saúde, até atingir o peso desejado.

0 g a 70 g por dia – cetose e queima de gordura acelerada

Essa faixa de consumo pode ser ideal para muitos indivíduos endomorfos, com tendência a ganhar peso facilmente, ou sedentários e com o metabolismo muito lento, pois permite que o corpo entre em um processo chamado cetose, quando queima majoritariamente a gordura dietética e a gordura acumulada como combustível, pois não haverá glicose sanguínea disponível em quantidades suficientes no sangue, como haveria caso carboidratos fossem digeridos.

Para certas pessoas essa faixa pode funcionar em caráter temporário, por algumas semanas, para quando quiserem acelerar a perda de gordura sem comprometer a saúde. Ideal para muitos diabéticos, mas provavelmente não é a opção mais saudável em longo prazo para a maioria das pessoas, podendo causar desequilíbrios, como irritabilidade, constipação ou baixos níveis de energia. Alguns desses efeitos colaterais são passageiros e inerentes à transição da queima de energia prioritariamente na forma de glicose para a queima de ácidos graxos (gordura) como fonte de energia, um processo denominado cetoadaptação. O consumo alto de vegetais, fibras e probióticos pode prevenir alguns desses efeitos colaterais.

Nessa faixa você consumirá frutos do mar, carnes, abacate, coco, peixes, ovos, nozes, sementes, cacau, vegetais e quantidades bem limitadas de raízes, tubérculos e frutas – no máximo uma ou duas frutas por dia. Populações tradicionais nórdicas ou de climas temperados costumavam, durante a maior parte do ano, consumir poucos carboidratos, ou nenhum, assim como as populações indígenas que vivem em nichos ecológicos desérticos com pouca disponibilidade de matéria vegetal, como os aborígenes da Austrália e os índios norte-americanos.

Nessa faixa de consumo você poderá perder peso de forma saudável e rápida, talvez a mais rápida possível, até mais de 8 kg em um mês.

Observação: Não confunda gramas de carboidratos com o peso dos alimentos ou com calorias. Segue um exemplo de consumo de vegetais que se enquadra em uma faixa boa de manutenção de peso para diversas pessoas:

- 100 g de banana (1 banana grande) = 100 calorias = 25 g de carboidratos, aproximadamente
- 100 g de maçã (1 maçã) = 60 calorias = 15 g de carboidratos, aproximadamente
- 100 g de abobrinha = 40 calorias = 9 g de carboidratos, aproximadamente
- 100 g de batata-doce = 80 calorias = 18 g de carboidratos, aproximadamente
- 100 g de batata-inglesa = 120 calorias = 30 g de carboidratos, aproximadamente
- 200 g de brócolis = 50 calorias = 4,4 g de proteína + 8 g de carboidratos, aproximadamente

Total = 700 g = 105 g de carboidratos

Cada grama de carboidrato equivale a 4 calorias (os cinco primeiros alimentos possuem quantidades insignificantes de proteínas e gorduras, por isso não foram incluídas).

Como podemos notar, é possível consumir muitos alimentos com carboidratos saudáveis (sem grãos processados, cereais e produtos refinados) em grandes quantidades sem que o consumo total de carboidratos se eleve muito. Tenho certeza de que a maioria das pessoas irá emagrecer muito apenas por cortar o excesso de carboidratos e os produtos refinados da dieta. Quanto você irá emagrecer dependerá muito do seu nível de gordura corporal atual, da genética, do grau de adesão a um plano que mais se ajuste ao seu perfil metabólico e do nível de atividade física.

Estilo de vida low-carb

A essência do estilo de vida low-carb é a alimentação. Embora todos os aspectos dessa "filosofia" sejam importantes, a dieta low-carb é o ponto fundamental na transição para um estado de perda de peso e ganho de saúde, já que 70% a 80% da sua composição corporal é determinada pelo que você come. Outros fatores, como atividade física, sono, baixo nível de estresse e exposição ao sol, podem fazer com que a sua saúde melhore de maneira geral, mas é por meio da alimentação que acontecem as principais mudanças na sua vida! Muitos "mitos" e "verdades absolutas" são desconstruídos pela ciência. Vou apresentar um resumo do que consiste a dieta low-carb, para depois abordá-la em detalhes.

A dieta low-carb é fundamentada na alimentação consumida pelos seus ancestrais, mais correta para o seu organismo, de acordo com as características peculiares do seu perfil metabólico. A dieta dos nossos ancestrais não é muito diferente do que sua avó ou sua bisavó consumiam, e se parece com o que sociedades tradicionais pelo mundo todo consomem ou seja, o que o seu corpo está mais preparado para consumir e se adapta a um estado melhor de saúde, como demonstrado por experimentos clínicos.

Nossos ancestrais evoluíram em determinadas condições que formaram o seu genoma, e, embora muitos anos tenham se passado, o genoma humano sofreu poucas modificações nos últimos milhares de anos, muito menos nos últimos cinquenta anos, com a epidemia da obesidade estimulada pelos carboidratos e produtos processados. Nossos antepassados não sofriam de diabetes, obesidade, nem de muitas das doenças crônicas que acometem o homem moderno, além de exibirem excelente forma física, similar à de um atleta nos dias de hoje. Procure por estudos e imagens de indivíduos em sociedades primitivas – tenho certeza absoluta de que você não vai achar nenhum deles com uma barriguinha de chope.

Quais alimentos fazem parte da dieta low-carb?

Carne vermelha, peixes e aves: eles fazem parte da dieta dos nossos ancestrais, e você pode inclusive consumir carnes com alto teor de gordura se estiver alinhado à sua estratégia de perda de peso, por exemplo: filé-mignon, costela, filé de alcatra, maminha, picanha, patinho, entre outras. A gordura é parte de qualquer dieta saudável, com o consumo de coco, carnes, abacate, salmão, cacau, oleaginosas, laticínios etc. A gordura dos alimentos verdadeiros é boa e pode ajudar você a perder gordura corporal por meio de um plano low-carb. Os peixes gordos de água fria, como salmão, atum, sardinha, anchova, truta e bacalhau, são ricos em ômega 3, portanto recomenda-se o consumo com mais frequência.

Frutas: nossos ancestrais eram tipicamente caçadores e coletores, por isso, consumiam todos os tipos de fruta que se apresentassem saborosas em seu estado natural. Entre as mais nutritivas e com teor mais baixo de açúcar estão as chamadas frutas silvestres, ou "berries", como morango, amora, mirtilo, cereja, pois são ricas em vitaminas, antioxidantes, polifenóis e outros nutrientes. Maracujá e limão também são pobres em carboidratos. Já muitas frutas tradicionais no Brasil, como banana, abacaxi e manga, são mais ricas em carboidratos, no entanto podem ser incluídas em uma dieta low-carb mais liberal.

Oleaginosas: nozes, castanha-do-pará, macadâmia, avelã e amêndoa também são boas opções, desde que consumidas com moderação, devido ao alto teor calórico e de ômega 6.

Óleos e ácidos graxos essenciais: óleos tradicionais provenientes de azeite de oliva extravirgem, óleo de peixe, óleo de coco, manteiga, nata ou creme de leite são fontes seguras de polifenóis e macronutrientes e essenciais para a saúde, possuem uma proporção adequada de ômega 6 e ômega 3, promovem um melhor funcionamento celular, níveis de colesterol adequados e um melhor estado de saúde em quantidades limitadas, como complemento à dieta. Algumas pessoas terão que limitar mais o consumo desses alimentos a fim de alcançar seus objetivos de perda de peso, podendo se beneficiar mais utilizando-os apenas no preparo da comida.

Não fazem parte da dieta óleos de sementes processados, como óleo de soja, óleo de canola, óleo de milho, cremes vegetais, entre outros, pois são fontes ricas em gorduras trans e poli-insaturadas ômega 6, que têm um papel pró-inflamatório no organismo, e o processo pelo qual são extraídos torna-os nocivos à saúde, com químicos derivados do petróleo, além de serem submetidos a altíssimas temperaturas, o que oxida e torna rançosas as gorduras poli-insaturadas que eles contêm.

Leite e derivados: alguns laticínios são mais bem tolerados que outros pelo corpo. Cerca de 70% da população brasileira é intolerante a lactose, em maior ou menor grau, e um percentual muito pequeno tem intolerância à caseína, um tipo de proteína encontrado no leite, nos queijos e iogurtes. A melhor maneira de saber se os derivados de leite não lhe fazem mal é por meio de exames de intolerância a componentes desses alimentos e por meio do autoexperimento: pare o consumo por completo de leite e derivados por cerca de um mês e depois reintroduza-os na dieta e observe como se sente. Se houver algum desconforto, é melhor evitar. Qualquer que seja sua decisão, é mais seguro restringir o consumo desses alimentos para ter boa saúde e perder peso.

Carboidratos: o consumo de carboidratos é limitado na dieta low-carb, obviamente – cerca de 30 g a 100 g por dia, provenientes de frutas e legumes. Tubérculos, como batata-doce, mandioca, mandioquinha, inhame e abóbora, podem fazer parte de uma dieta low-carb mais liberal, sendo consumidos de preferência no fim do dia. O mesmo vale para leguminosas, como feijão e grão-de-bico.

Grãos processados, como pães, doces, bolos, tortas e macarrão, são os vilões da alimentação moderna. Mesmo em sua forma integral são potencialmente prejudiciais à saúde e propiciam o aumento de peso. Basicamente, nossos ancestrais não consumiam grãos processados, pois não tinham os meios para obtê-los, e raramente consumiam grãos. Além disso, o alto índice glicêmico e a alta carga de carboidratos dos farináceos e fontes de carboidratos densas aumentam a produção de insulina e tendem a reduzir a sensibilidade à leptina no sistema nervoso central, o que piora a saúde, além de estimular o ganho de peso. Menos insulina está relacionado a menores níveis de gordura corporal, perda de peso e redução do risco de uma série de problemas de saúde.

Açúcar: provavelmente o principal vilão da atualidade. O açúcar prejudica o sistema imunológico, pois causa ineficiência no funcionamento dos glóbulos brancos; diminui a produção de leptina, um hormônio crítico para a regulação do apetite; promove o estresse oxidativo das células do corpo; é um "combustível" para o aumento das células cancerígenas e quantidades mínimas podem ser suficientes para levar ao acúmulo de gordura corporal e aumento de peso. Razões suficientes para riscá-lo da sua dieta, não é mesmo?

Dieta low-carb na prática

Uma dieta low-carb, por definição, consiste em um consumo muito baixo de carboidratos e moderado a alto de gordura em termos relativos, ou seja, em relação à porcentagem dos macronutrientes, não necessariamente ao volume total de gorduras consumidas, embora muitas pessoas tenham esse padrão de consumo e não deixam de ser saudáveis. Logo, diminuir o consumo de açúcar e amido é a parte central desse regime alimentar, que pode incluir uma série de alimentos deliciosos e saudáveis.

- Inclui: frutos do mar, abacate, carne vermelha, peixes, coco, castanhas, frango, sementes, ovos, cacau, iogurte integral sem adição de açúcar, legumes e verduras pobres em amido.
- Não inclui: açúcar e alimentos ricos em amido (pães, massas, arroz e batata).
- Com moderação: queijos, manteiga, azeite, óleo de coco, creme de leite.

Em outras palavras:

- Grãos – não
- Farináceos – não
- Leguminosas – em quantidades bem reduzidas e de preferência à noite (dependendo de quão low-carb é a dieta adotada)
- Tubérculos e raízes – em quantidades bem reduzidas e de preferência na parte da noite (dependendo de quão low-carb é a dieta adotada)

- Frutas – em quantidades moderadas e com foco em frutas vermelhas, limão e maracujá, que são mais pobres em carboidratos
- Vegetais/Legumes – sim (de preferência em grandes quantidades)
- Alimentos de origem animal – sim
- Coco e abacate – sim
- Castanhas e sementes – em quantidades moderadas
- Chocolate 70% – em quantidades moderadas
- Leite e derivados – em quantidades moderadas

Batatas e frutas, como banana e manga, são ricas em carboidratos, portanto, geralmente não fazem parte de um plano low-carb, ou apenas com bastante moderação, no período da noite, para ajudar a induzir ao sono.

- <u>Carnes</u>: de qualquer tipo de animal e de preferência em cortes variados: frutos do mar, aves, peixes, répteis, porco, boi, cordeiro etc. Dê preferência a animais criados em seu ambiente natural, com alimentação própria para sua espécie.
- <u>Oleaginosas</u>: nozes, castanha-do-pará (até quatro por dia), macadâmia, amêndoa, castanha de caju (leguminosa), com moderação, pois apesar de serem muito ricas em nutrientes, também são muito calóricas. Até um punhado por dia (20 g a 30 g) é o ideal.
- <u>Frutas</u>: frutas vermelhas, como morango, acerola, mirtilo, amora etc. são ricas em antioxidantes e pobres em açúcar. Maçã, pera, pêssego, kiwi, uva, mexerica são moderadas em açúcar e, portanto, podem ser incluídas em uma alimentação low-carb com moderação, uma vez por dia, como sobremesa.
- <u>Frutos do mar</u>: peixes, incluindo os de água fria ricos em ômega 3, como sardinha, salmão, truta, bacalhau etc.
- <u>Ovos</u>: dê preferência aos ovos caipiras, cozidos, omeletes etc.
- <u>Óleos e gorduras</u>: manteiga, azeite, creme de leite, óleo de coco, óleo de palma, óleo de linhaça – a moderação prevalece para quem quiser perder mais peso.

- Vegetais: rúcula, alface, couve-flor, espinafre, brócolis, berinjela, tomate, alho, cebola, couve, couve-manteiga, aspargo, abobrinha, cogumelos, pepino etc.
- Laticínios: iogurte integral e sem adição de açúcar, queijos diversos, manteiga e creme de leite entram com moderação na dieta low-carb. Laticínios desnatados são desprovidos de compostos bioativos que oferecem proteção contra o câncer, como o ácido linoleico conjugado CLA/ALC, são ricos em açúcar, um nutriente altamente lipogênico, e desprovidos de valor nutricional. Estão relacionados a menores níveis de saciedade e a um maior consumo calórico do que fontes naturais de laticínios, além de não estarem ligados a uma produção maior de bactérias comensais no intestino grosso, como os laticínios integrais. Nenhum estudo relativo a laticínios desnatados demonstra proteção contra o risco cardiovascular.

Há princípios bioquímicos sólidos por trás da perda de peso com um plano de intervenção low-carb

Ensaios clínicos demonstram que quando as pessoas seguem uma dieta low-carb podendo comer à vontade, a ingestão calórica normalmente cai. Por esse e outros motivos, não é preciso contar calorias ou pesar a comida para obter os benefícios de um plano de alimentação low-carb, contudo, no caso de indivíduos com metabolismo muito lento, ou com danos metabólicos, a contagem de calorias pode servir como auxílio temporário, para ser utilizada quando houver um platô na perda de peso, devido a um possível consumo excessivo de energia por indivíduos com esse perfil.

Muitas vezes, uma boa redução do consumo de alimentos da categoria "com moderação" já é suficiente para sair de um platô, sem que haja necessidade de monitorar as calorias, enquanto o aumento do consumo de carboidratos quase sempre levará ao ganho de peso e de gordura corporal.

Quando evitamos açúcar e amido, os níveis de insulina se reduzem e há uma melhora na sensibilidade à leptina no sistema nervoso central, o que resulta em perda de peso. O açúcar no sangue se estabiliza, e os hormônios que armazenam gordura diminuem bastante, promovendo saciedade, além da perda de gordura.

Itens amigos da low-carb para serem consumidos esporadicamente ou em quantidades limitadas

Álcool: vinho, uísque, conhaque, vodca e coquetéis sem açúcar. Os últimos, com mais moderação ainda.

Chocolate de verdade: com mais de 70% de cacau (dois ou três quadradinhos por dia, se quiser).

Dependendo do seu perfil metabólico e da fase da dieta, indução *versus* manutenção, haverá uma cota diária específica de carboidratos para consumir, logo, comer uma pera ou um pouco de batata pode ser apropriado para quem já perdeu peso e não precisa perder mais, mas não para uma pessoa obesa ou acima do peso resistente à insulina e com metabolismo lento, que já tentou todo tipo de dieta e não consegue emagrecer. A regra é simples: quanto mais peso tiver que perder, menos carboidratos terá de consumir para garantir uma perda de peso substancial e bem-sucedida.

Se precisar perder 20 quilos, por exemplo, consumir menos de 40 g de carboidratos por dia pode ser mais desejável do que comer 90 g por dia. Logo, quantidades generosas de salada, vegetais e legumes ricos em fibras e pobres em carboidratos, como alface, brócolis, espinafre, couve-flor, berinjela, repolho, escarola e abobrinha são mais desejáveis para esse perfil de indivíduo do que comer pera, uva, mamão e outras frutas com níveis moderados de açúcar.

Alimentos que não fazem parte da dieta low-carb

- Açúcar: sucos, refrigerantes, doces, bolos, pães, sorvete, cereais matinais, bombons etc.
- Amido: pão, arroz, batata, massas, cereais integrais, tubérculos, cerveja, banana, manga, feijões, lentilhas, grão-de-bico etc. Novamente, quantidades moderadas de tubérculos e frutas podem fazer parte de uma dieta low-carb mais liberal, como, digamos, 80 g por dia de carboidratos.
- Cremes vegetais processados: possuem alto teor de gordura ômega 6 semi-hidrogenada e gorduras trans. São pró-inflamatórios, produzem alterações metabólicas desfavoráveis, são desprovidos de valor nutricional, antioxidantes e compostos bioativos.

<u>Cerveja e bebidas alcoólicas</u>: são ricas em carboidratos e álcool, o qual produz alterações no fígado similares às da frutose do açúcar, ao ser metabolizado pelo fígado. Um pouco de vinho, vodca ou uísque de vez em quando, para quem não está restringindo totalmente os carboidratos, é liberado.

Alimentos de verdade sempre são a melhor alternativa na perda de peso. Não podemos brincar de Deus e tentar controlar todos os componentes de um alimento e reproduzi-los na forma de um produto processado. Tal atitude fantasiosa, de ficção científica, sempre falha em produzir resultados bons em humanos e animais nos experimentos. A sociedade em geral é atraída por embalagens de produtos futurísticas, que passam a sensação ilusória de modernidade, como se fossem de alimentos inteligentemente manipulados por engenheiros de produção de alimentos para produzir os melhores resultados na saúde humana. Essa é uma ideia ingênua e, acima de tudo, perigosa para o ser humano.

Quanto mais a ciência da nutrição revela, mais evidente fica o fato de os problemas de saúde surgirem quando os homens manipulam os alimentos de alguma forma que altera seus compostos naturais, por exemplo, removendo a gordura, adicionando açúcar, adicionando fibras, elementos químicos e hormônios para chamar a atenção do consumidor; ou processando os alimentos para impactar mais o paladar do consumidor, que muitas vezes já construiu redes neurais de dependência química em áreas do cérebro que armazenam emoções fortes, com anos de consumo de alimentos alterados quimicamente em nível molecular.

O ideal é buscar alimentos que são encontrados na natureza, como animais criados naturalmente, peixes selvagens de água fria, vegetais ricos em nutrientes, nozes, sementes, óleos não refinados (azeite extravirgem, óleo de coco, manteiga) e consumir com moderação derivados do leite, que são fontes nutritivas, apesar de não serem bem toleradas por algumas pessoas. O mais importante é consumir os alimentos que nosso corpo foi adaptado a consumir. As repercussões para a saúde são imensas, como perda de peso, ossos mais fortes, altos níveis de energia e menor risco de desenvolver uma série de doenças.

Não deixe a indústria de alimentos processados enganar você, de modo a convencê-lo do oposto do que a ciência há décadas demonstra com muita clareza ser o melhor caminho para a saúde de verdade, o que milhões de anos de evolução como espécie fizeram por você. Você não é um robô e não foi criado por alienígenas, você é um *Homo sapiens,* espécie que evoluiu em nichos ecológicos diversos, por milhões de anos, mas com um denominador comum na alimentação – comida de verdade, rica em nutrientes e compostos bioativos, não açúcar e carboidratos refinados que são lipogênicos e desprovidos de valor nutricional. Essa é resultado da produção de alimentos refinados em massa, que se desenvolveu apenas no último século e que sofreu um *boom* nas últimas décadas, ao expandir-se por meio da conquista gradual das gerações mais novas de consumidores.

Não seria exagero afirmar que as máquinas controlam os seres humanos de maneira positiva, o que é algo consensual; entretanto, com uma visão ligeiramente mais crítica é possível evidenciar o domínio supremo das tecnologias de maneira altamente negativa sobre a vida humana, sobre a população como um todo. Por meio desse mesmo olhar crítico, poderemos enxergar para além dessa fina camada de nuvens que tolda a razão do ser humano moderno.

Quando você pensar nos benefícios de uma dieta livre de produtos processados, lembre-se do que nossos ancestrais tinham à disposição para comer: não havia bolos, pães e biscoitos. A sua saúde e a de sua família valem essa nova atitude, que não tem preço.

Todas as fontes de amidos digeríveis são quebradas em açúcares simples no intestino. O açúcar é rapidamente absorvido no sangue, levando ao aumento súbito dos níveis de glicose. Logo, a produção do hormônio insulina é aumentada, o hormônio de armazenamento de gordura. Em pouco tempo, a sua sensibilidade à leptina, nas células da região cerebral chamada hipotálamo, é reduzida, enquanto os níveis de grelina aumentam nas refeições. O primeiro é um hormônio que produz saciedade, e o segundo é um hormônio que estimula o apetite.

A insulina é produzida no pâncreas em quantidades cada vez mais elevadas, que impedem a queima de gordura e que levam ao armazenamento da glicose e de outros nutrientes nas células de gordura. A insulina, por sinal, também aumenta o apetite, como a grelina. Depois de algumas horas, a glicose no sangue é reduzida, podendo chegar a níveis inferiores aos da glicose em jejum, criando a sensação de fome desesperadora e a vontade de comer algo doce para levantar a glicose mais rapidamente. É aí que as pessoas voltam a comer e alimentam um ciclo vicioso de comer de três em três horas – quando não são instruídas a fazer isso por profissionais de saúde que possuem uma noção romântica de "aumento" do metabolismo com tal padrão de consumo, o que nunca foi comprovado cientificamente.

Por outro lado, em um plano de alimentação pobre em carboidratos, não há necessidade de comer várias vezes ao dia, e as chances de perda de peso são aumentadas quando o número de refeições diárias é limitado a duas ou três e, em alguns casos, quatro. A glicose no sangue fica mais baixa e mais estável, portanto, como consequência, o corpo produz quantidades mais baixas de insulina para lidar com essa demanda de glicose. Logo, o excesso de gordura pode finalmente ser oxidado e liberado das células adiposas para a corrente sanguínea, na forma de ácidos graxos. **A perda de peso ocorre e o excesso de gordura em diversas partes do corpo é queimada. Sem haver fome, uma vez que uma dieta low-carb moderada, ou levemente rica em proteínas, melhora a sensibilidade à leptina no sistema nervoso central, por meio de um mecanismo biológico simples. A saúde tende a ser excepcionalmente melhorada.**

Recapitulando

- Diminuir o consumo de açúcar e amido é a parte central do regime low-carb, que pode incluir uma série de alimentos deliciosos e saudáveis.
- Ensaios clínicos demonstram que quando as pessoas seguem uma dieta low-carb podendo comer à vontade, a ingestão calórica normalmente cai.
- A dieta low-carb inclui: frutos do mar, abacate, carnes, peixes, coco, castanhas, frango, sementes, ovos, cacau, iogurte integral sem adição de açúcar, legumes e verduras pobres em amido.
- Ela não inclui: açúcar e comidas ricas em amido, como pães, massas, arroz e batata.
- Inclui com moderação: queijos, manteiga, azeite, óleo de coco, creme de leite.

- As batatas e frutas, como banana e manga, são ricas em carboidratos, portanto, geralmente não fazem parte de um plano low-carb, ou apenas com bastante moderação, no período da noite, para ajudar a induzir ao sono.
- A dieta low-carb consiste em comer menos de 100 g de carboidratos por dia.
- Se for preciso perder 20 quilos, por exemplo, consumir menos de 40 g de carboidratos por dia tende a ser mais eficiente na perda de peso do que comer 90 g por dia, em um plano low-carb.
- Quanto mais a ciência da nutrição revela, mais evidente fica o fato de que os problemas de saúde surgem quando os homens manipulam os alimentos de alguma forma que altera seus compostos naturais.
- É contraproducente adotar tentar controlar todos os componentes de um alimento e tentar reproduzi-los na forma de um produto processado.
- Não deixe a indústria de alimentos processados enganar você, de modo a convencê-lo do oposto do que a ciência, há décadas, demonstra com muita clareza ser o melhor caminho para a saúde de verdade.
- Depois de algumas horas da ingestão de carboidratos, a glicose no sangue é bem reduzida, criando a sensação de fome desesperadora e vontade de comer algo doce para levantar a glicose mais rapidamente.
- A saúde tende a ser excepcionalmente melhorada com uma dieta eficiente.
- As repercussões para a saúde são imensas, como perda de peso, ossos mais fortes, altos níveis de energia e menor risco de desenvolver uma série de doenças.

18

NECESSIDADE INDIVIDUAL DE PROTEÍNAS

Proteínas são macronutrientes essenciais para diversas funções do organismo e dão vida a processos intracelulares essenciais que desencadeiam reações metabólicas e celulares sem as quais a vida não existiria. Há muita desinformação no que diz respeito ao consumo de proteínas por aí, o que contribui para o desentendimento do público com relação ao seu papel em uma dieta saudável individualizada.

É justamente esta a palavra-chave aqui: "individualização". Sabemos, sem sombra de dúvida, que a proteína é essencial para as funções biológicas naturais do corpo, no entanto, quanto é ótimo para cada pessoa, ou quando e em qual grupo demográfico pode ser vantajoso consumir uma quantidade mais alta ou acima do essencial para um estado de saúde superior é o que iremos tratar agora.

Indivíduos na terceira idade

Estudos mostram que um consumo de 1 g a 1,3 g de proteína por quilo é mais vantajoso para indivíduos da terceira idade na prevenção de osteoporose e preservação de tecido muscular, o que é um fator determinante na prevenção de fraturas. Melhor regulação dos níveis de glicose sanguínea (especialmente quando se consome proteína pela manhã), redução de cortisol (um hormônio do estresse), estabilidade do humor, baixos níveis de ansiedade e melhor função cerebral têm sido observados em outros estudos.

Sedentários ou praticantes de exercícios esporádicos

Para um indivíduo sedentário, 0,8 g de proteína por quilo de peso é a quantidade mínima estabelecida pelo governo americano através da RDA (Recommended Dietary Allowance). Para indivíduos fisicamente ativos, a necessidade é maior. Para indivíduos razoavelmente ativos, 90 g a 120 g de proteína por dia ou em torno de 1,5 g por quilo de peso corporal tem mostrado benefícios mensuráveis em termos de ganho de massa muscular, controle da glicemia e melhora de biomarcadores. No entanto, um consumo acima de 2 g por peso corporal tem se mostrado mais eficiente nesse sentido, em praticantes diários de treino de resistência (musculação, tiros de corrida).

Dieta para perda de peso e de gordura corporal

Uma dieta moderada em proteína, aliada a um sono adequado, proporciona menos gordura corporal e mais massa magra com relação a uma dieta baixa em proteínas com o mesmo consumo calórico.

Mais músculo = menos gordura quando não há aumento calórico e de carboidratos.

O consumo de proteínas queima mais calorias (no processo de digestão das proteínas e com o trabalho do fígado de converter gordura em açúcar – gliconeogênese). Isso significa que pode haver maior perda de gordura corporal, dado o mesmo consumo calórico e o mesmo consumo de carboidratos.

Mais proteína = mais saciedade.

Esse efeito termogênico das proteínas pode ser aumentado com o treino regular, chegando a um gasto calórico em repouso de 200 a 250 calorias ou mais, com relação a uma dieta pobre em proteínas. A proteína é um macronutriente que sacia mais do que carboidratos, por conseguinte, dietas ricas em proteínas são eficientes na perda de peso e redução de gordura corporal. Com maior saciedade pós-refeições, há uma diminuição involuntária no consumo calórico diário, como um grande corpo de evidências sugere, isto é, a tendência é sentir MENOS FOME e obter MAIS SACIEDADE por caloria consumida. No entanto, mesmo quando não há redução calórica, pode ocorrer uma melhora na composição corporal (mais massa magra e menos gordura) com relação a uma dieta pobre em proteínas (menos de 80 g/dia).

Em um dos estudos mais bem conduzidos sobre o tema, Weigle et al., em 2005, observaram uma redução de 441 calorias no grupo de participantes quando consumiram 30% das calorias na forma de proteína de 2.325 para 1.884 calorias (essa redução ocorreu naturalmente e não foi induzida pelos pesquisadores), em comparação a quando consumiram uma dieta isocalórica com 15% das calorias na forma de proteína (2.356 calorias), ou a dieta isocalórica, com 30% de proteínas (2.325 calorias), sendo que nestas últimas o consumo calórico foi premeditado pelos pesquisadores. O resultado foi uma **perda** de 5 quilos totais e 3,7 quilos de gordura corporal em 12 semanas, quando os participantes comeram à vontade! Resumindo: o consumo de proteínas à vontade levou a uma redução calórica espontânea e uma redução do apetite. Conheço muita gente que ficaria feliz com esse resultado. Em mais detalhes: quando consumiram proteínas à vontade, eles ficaram com 5 quilos a menos do que quando consumiram 15% das calorias na forma de proteínas e 4,9 kg a menos do que quando consumiram mais proteína intencionalmente. Quando o grupo consumiu proteínas à vontade, os participantes obtiveram em média uma redução de 3,2% do percentual de gordura corporal, com relação a quando começaram o estudo consumindo mais proteínas e mais calorias (carboidratos).

Quando os indivíduos consumiram proteínas à vontade (menos calorias), eles produziram significantemente menos insulina em jejum (10,5 *versus* 12,0) e durante 24 horas, com relação a quando consumiram uma dieta isocalórica rica em proteínas – que são marcadores de saúde metabólica extremamente importantes –, embora na dieta alta em proteínas e mais baixa em calorias eles tenham produzido quantidades de insulina similares às de uma dieta isocalórica com 15% de proteínas.

Você não precisa entender o estudo em detalhes demais, apenas saber que com o consumo de proteínas à vontade houve uma relação diretamente proporcional na redução de peso e na quantidade total de calorias consumidas, sendo que os níveis de fome ficaram semelhantes quando os mesmos indivíduos consumiram a dieta isocalórica com 15% das calorias na forma de proteína (comeram MAIS).

A dieta isocalórica e rica em proteínas (2.325 calorias) não causou alterações significativas nos níveis plasmáticos de leptina ao longo do dia, em comparação com a dieta isocalórica (2.356 calorias) com menos proteínas. No entanto, quando os participantes reduziram **espontaneamente** as calorias para 1.884 kcal, houve diminuição nos níveis de leptina. Isso poderia causar mais fome com outras dietas, mas não nesse caso, pois houve um aumento da sensibilidade à leptina no sistema nervoso central. Para os leigos, maior resistência à leptina em geral é ruim, devido à redução nos níveis de saciedade, e quando há maior sensibilidade à leptina, o oposto ocorre.

"Conclusão: Um aumento no nível de proteínas de 15% a 30% das calorias, no contexto de uma ingestão constante de carboidratos, produz uma redução sustentada da ingestão calórica que pode ser mediada por um aumento da sensibilidade à leptina no sistema nervoso central, resultando em perda de peso significativa. Esse efeito anoréxico das proteínas pode contribuir para a perda de peso produzida por dietas com baixo teor de carboidratos[21]".

Esportistas

Atletas geralmente precisam de mais proteínas do que os sedentários. Estudos constataram que uma quantidade boa, em geral, para atletas é entre 1,5 g e 2 g de proteína por quilo de peso corporal, para que haja um aumento na síntese de proteínas e melhor composição corporal. No entanto, outros estudos demonstraram que uma quantidade mais alta é mais eficiente na preservação de massa muscular, sendo mais benéfica nesse sentido para quem faz treinamento de força, como musculação ou *crossfit*, por exemplo.

Um estudo conduzido em 2004 pelos pesquisadores Wolfe e Tipton demonstrou benefícios em ganhos musculares com um consumo mais alto ainda de proteínas, para esportistas (2 g a 3 g de proteína por quilo de peso corporal), o equivalente a 140 g - 210 g de proteínas por dia para quem pesa 70 kg, embora os autores reconheçam que os horários das refeições ricas em proteínas sejam um fator determinante:

---

21 https://www.ncbi.nlm.nih.gov/pubmed/16002798

Dada a ingestão de energia suficiente, a massa corporal magra pode ser mantida dentro de uma vasta gama de doses de proteína. Sendo que há evidências limitadas para efeitos nocivos de um alto consumo de proteínas e que existe uma justificação metabólica para a eficácia de um aumento de proteínas, se a hipertrofia muscular é o objetivo, a ingestão de proteínas mais alta dentro de um contexto de necessidades alimentares de um atleta pode ser benéfica. No entanto, existem poucos dados sobre resultados convincentes que indiquem que a ingestão de uma grande quantidade de proteína (2 g - 3 g por quilo de peso corporal) seja necessária.

A literatura atual sugere que pode ser demasiadamente simplista confiar em recomendações de uma determinada quantidade de proteína por dia. Estudos sólidos sugerem que, para qualquer quantidade de proteína, a resposta metabólica é dependente de outros fatores, incluindo o momento da ingestão em relação ao exercício e/ou outros nutrientes, a composição de aminoácidos ingeridos e o tipo de proteína.

Segue a reprodução das descobertas importantes do estudo:

Uma dose de proteína que estimula ao máximo a síntese de proteína muscular pós-exercícios parece estar na faixa de 20 g - 25 g, embora essa estimativa possa ser menor para atletas mais leves (isto é, <85 kg).

Leucina, em particular, ocupa uma posição de destaque e pode ser crítica no aumento, recuperação e adaptação mediada pela proteína, conforme detalhado acima.

O momento ideal para a ingestão de proteína para promover a recuperação mais favorável e adaptação muscular é após os exercícios. Embora ainda não existam dados para definir exatamente quanto tempo dura uma teórica "janela de oportunidade anabólica", é mais seguro afirmar que os atletas que estão interessados no desempenho precisam consumir proteína assim que possível, após o exercício.

Para otimizar a proporção de gordura/massa magra durante os períodos hipoenergéticos, os atletas de resistência são aconselhados a garantir que eles reduzam a ingestão de carboidratos para menos de 40% das calorias (com ênfase no consumo de carboidratos de baixo índice glicêmico – IG), que normalmente significa não mais do que 3 g - 4 g por quilo de peso e aumentar a sua ingestão de proteínas para 20% – 30% do seu consumo calórico ou 1,8 - 2,7 g por quilo de peso.

A consideração de ingerir pouco carboidrato seria ditada por quanto o desempenho do exercício poderia ser comprometido com níveis mais baixos de carboidratos nos exercícios de resistência. Todas as estratégias anteriormente mencionadas, no entanto, causam menos perda de peso se as proteínas não forem aumentadas e se o exercício de resistência não for realizado, o que pode ser importante para alguns atletas[22].

Efeito termogênico das proteínas

O efeito termogênico, como explicado nos primeiros capítulos do livro, ocorre quando há um consumo mais alto de proteínas por pessoas que praticam atividades físicas com frequência. Se não houver atividade física, esse efeito é mais atenuado. O efeito termogênico causa um aumento do gasto energético em repouso (até 250 calorias/dia), em grande parte devido à gliconeogênese (alguns estudos indicam que ela é responsável por perto de 50% desse efeito), melhora a sensibilidade à insulina/leptina e o controle da glicose sanguínea. Há uma melhora na composição corporal – menos gordura e mais músculo –, pois há um aumento na taxa metabólica e dos processos anabólicos.

O mito de que proteína torna o pH mais ácido

Com base em uma metanálise de 61 estudos que foram realizados a partir do final de 2009, foi possível encontrar um leve efeito positivo do consumo de proteínas na densidade óssea de 1% a 2%, o que refuta completamente essa teoria dos alimentos ácidos e alcalinos, que nunca demonstrou desfechos a seu favor em ensaios clínicos. Os pesquisadores do estudo constataram que não há nenhuma evidência baseada nesse conjunto de estudos, que no total compreendem dezenas de milhares de indivíduos.

O rim produz íons de bicarbonato para lidar com a demanda ácida de alimentos como grãos, digamos, e assim manter o pH sanguíneo estável a 7,4, portanto não há perda de mineralização dos ossos para lidar com a demanda ácida dos alimentos. Essa é uma teoria infundada e utilizada por muitos que querem ingenuamente acreditar em um benefício extra do consumo de frutas.

---

22 https://www.ncbi.nlm.nih.gov/pubmed/14971434

Na prática

- 100 g de carnes magras em geral, bovinas, suínas e de aves, possuem em torno de 20 g - 30 g de proteína.
- Carnes mais gordas, como costela e bacon, proporcionam quantidades mais reduzidas de proteína, porém consideráveis.
- Ovos fornecem em torno de 7 g de proteína cada um.
- Queijos proporcionam na faixa de 9 g de proteína para cada 100 g de alimento.
- Suplementos como *whey protein* (proteína do soro do leite) proporcionam perto de 25 g de proteína por colher de medida.

O consumo de proteínas na dieta de alguém depende muito do contexto no qual a pessoa se encontra. Proteínas sempre são utilizadas pelo corpo antes da glicose (carboidratos) para funções de reparo e construção das células, quando o consumo de gorduras está adequado, para auxiliar as células do tecido muscular na biogênese mitocondrial, no aumento da densidade e do número das mitocôndrias, quando há estímulo para o crescimento muscular por meio de exercícios. As células musculares são as células com mais mitocôndrias do corpo.

Mitocôndrias são organelas celulares que produzem energia dentro das células de diversos tecidos do corpo. Quanto maior o número e a densidade das mitocôndrias, maior é a produção de energia em ATP (trifosfato de adenosina) nas células, quando queimam energia por meio de aminoácidos (formam as proteínas) ou outros nutrientes. Portanto, o corpo utiliza proteína e gordura no reparo das células do coração, dos músculos, do pulmão, entre outros órgãos.

Quando é excedida a quantidade de proteína requerida para reparo e construção celular em um indivíduo, o excesso é convertido em glicose, via gliconeogênese, e poderá ser estocado nas células adiposas como gordura por meio da insulina, da mesma forma que ocorre com os carboidratos. Lembrando que, para que o valor proteico leve ao ganho de gordura corporal, ele deve exceder também o gasto energético da sua digestão, o efeito termogênico das proteínas, além dos gastos para reparo e construção celular.

O valor estimado de consumo proteico diário para manter sua estrutura corporal atual é de 1 g por quilo de peso (70 g em uma pessoa de 70 kg). Entretanto, uma pessoa fisicamente ativa requer mais proteínas para manter sua estrutura corporal, um tecido muscular maior do que se essa mesma pessoa tivesse menos massa magra, portanto, podendo requerer em torno de 1,4 g - 1,8 g de proteína por quilo de peso, dependendo do nível de atividade física. Logo, alguém que pesa 70 kg e é ativo fisicamente deverá consumir em torno de 98 g a 126 g de proteínas por dia, para manter sua massa magra e obter aminoácidos necessários para funções de reparo celular de diversos órgãos do corpo. Isso equivale a 400 ou 500 calorias diárias na forma de proteína (4 calorias por grama).

Acima desse valor é recomendado para atletas e praticantes frequentes de musculação de maneira intensa para otimizar os processos anabólicos, ou em uma estratégia low-carb de perda de peso em indivíduos com uma taxa metabólica basal alta, em que o excesso de glicose produzido por meio das proteínas não leva ao ganho de gordura corporal; ou também em indivíduos com uma dieta hipercalórica ou rica em carboidratos, que precisam dar o primeiro grande salto no início do processo de perda de peso sem fome. Note que o contexto individual é um fator primordial na decisão de quanto consumir de proteína.

Agora, se você não gosta muito de contar proteínas ou calorias, os estudos, como o citado anteriormente, mostram que isso não é uma desvantagem em termos de perda de peso, saúde e composição corporal, contanto que você preze pelo consumo de COMIDA DE VERDADE e siga os sinais de saciedade do corpo.

Recapitulando

- Proteínas são macronutrientes essenciais para diversas funções do organismo e dão vida a processos intracelulares essenciais que desencadeiam reações metabólicas e celulares sem as quais a vida não existiria.
- Estudos mostram que um consumo de 1 g - 1,3 g de proteína por quilo de peso corporal é mais vantajoso para indivíduos da terceira idade na prevenção de osteoporose e preservação de tecido muscular, o que é um fator determinante na prevenção de fraturas.

- Um aumento no nível de proteínas de 15% a 30% levou à restrição calórica involuntária em um importante estudo, levando a um aumento da sensibilidade à leptina no sistema nervoso central, logo, à perda de peso.
- Mais músculo = menos gordura quando não há aumento calórico e de carboidratos.
- Mais proteína e gordura = mais saciedade.
- Para aumentar a perda de gordura corporal sem reduzir a massa magra durante os períodos de restrição calórica, esportistas devem reduzir a ingestão de carboidratos e manter o consumo de proteínas.
- Proteínas sempre são utilizadas pelo corpo antes da glicose (carboidratos) para funções de reparo e construção das células quando o consumo de gorduras está adequado.
- Indivíduos sedentários devem consumir pelo menos 1 g de proteína por quilo de peso corporal para manter as funções estruturais do corpo, mas poderão consumir mais como uma estratégia low-carb de perda de peso.
- O consumo de mais de 1,8 g de proteínas por quilo de peso é recomendado para atletas e praticantes assíduos de musculação intensa, para otimizar os processos anabólicos.
- Indivíduos com metabolismo rápido podem se beneficiar de um consumo proteico alto sem ganho de gordura corporal, em um contexto de uma dieta pobre em carboidratos.
- Indivíduos com uma dieta hipercalórica ou rica em carboidratos que precisam dar o primeiro grande salto no início do processo de perda de peso sem fome também podem ser beneficiados com um consumo proteico elevado.
- Com base em uma metanálise de 61 estudos que foram realizados a partir do final de 2009, foi possível encontrar um leve efeito positivo do consumo de proteínas na densidade óssea de 1% a 2%.
- 100 g de carnes magras em geral, bovinas, suínas e de aves, possuem em torno de 20 g a 30 g de proteína.

- Carnes mais gordas, como costela e bacon, proporcionam quantidades menores de proteína, porém consideráveis.
- O contexto individual é um fator primordial na decisão de quanto consumir de proteína.

19

EXERCÍCIOS COM PRAZER

"A vida é como andar de bicicleta. Para manter o equilíbrio, você deve se manter em movimento."

– Albert Einstein

Exercícios estimulam a saúde cerebral

Ao longo da nossa evolução como espécie, o cérebro humano se desenvolveu em conjunto com o corpo, órgãos, ossos e músculos de forma a lidar melhor com as demandas impostas pelo meio ambiente. Para que o cérebro se desenvolvesse, foi preciso que os seres hominídeos pré-humanos encontrassem uma fonte de energia abundante em seu meio ambiente, a fim de manter seus níveis de energia supridos durante o dia. Essa energia só podia ser suprida por meio do consumo de animais selvagens.

Essa alimentação ancestral foi responsável por moldar o organismo humano de acordo com o que se consumia na época. Não obstante, para o consumo desses alimentos foi preciso que a estrutura do corpo, agindo sinergicamente com o cérebro humano, se desenvolvesse de forma a otimizar os esforços para a obtenção dos alimentos e para a sobrevivência em geral, que envolve mecanismos de defesa contra perigos externos, em geral outros predadores. Assim nos tornamos animais bípedes, desenvolvemos músculos, pernas compridas e ferramentas sofisticadas de caça.

Moral da história: o ser humano sempre precisou usar o cérebro e o corpo para sobreviver. Ele viveu se exercitando ao longo de sua evolução como espécie e usando o cérebro durante essas atividades físicas a fim de assegurar a maior recompensa pelos esforços empregados para sua sobrevivência. Nossos ancestrais passavam horas caminhando atrás de suas presas enquanto desenvolviam as estratégias de caça.

A partir desse pressuposto, de que estamos geneticamente adaptados a consumir certos alimentos e a nos exercitar constantemente, é concebível que muitos pesquisadores acreditem nele e em muitas das evidências arqueológicas e estudos observacionais que indicam que a alimentação e a prática de atividades físicas, em consonância com a nossa carga genética, são necessárias para a saúde física e mental.

Esse é um fato que a cada dia parece estar se comprovando cada vez mais. Pesquisas têm demonstrado constantemente que exercícios físicos não são somente importantes para a saúde do corpo, mas servem de auxílio para manter o cérebro em forma. Em outras palavras, o nosso cérebro não é diferente dos nossos músculos. Ambos são importantes para nossa sobrevivência e estão sujeitos a se atrofiar, caso não sejam exercitados regularmente.

Muitos estudos ao longo das últimas décadas demonstraram o efeito benéfico das atividades físicas em diversas áreas cognitivas. As atividades físicas são responsáveis por gerar maior oxigenação e circulação sanguínea no cérebro, assim como fazem com que ele produza hormônios e neurotransmissores, como dopamina, serotonina e endorfina, que promovem o crescimento de células do cérebro e ajudam suas áreas a funcionarem de forma mais harmoniosa entre si.

Um estudo feito pelo Departamento de Ciência do Exercício da Universidade da Geórgia demonstrou que exercícios aeróbicos, principalmente, são responsáveis por aumentar a atividade cerebral e gerar melhora em diversas áreas cognitivas. Nesse estudo, vinte minutos de exercícios aeróbicos diários foram suficientes para gerar mudanças cognitivas surpreendentes, especialmente nas funções da memória e no processamento de informação.

Outro estudo, feito pela UCLA, demonstrou que atividades físicas aumentam a plasticidade cerebral, fazem com que o cérebro aumente a neurogênese, ou seja, a produção de novos neurônios. Isso ocorre por meio do aumento de fatores neurais de crescimento, auxiliando o cérebro a desenvolver novas conexões neurais.

Os efeitos positivos no cérebro não param por aí: pesquisas feitas com ratos demonstraram que atividades aeróbicas, como a corrida, aumentam o número de células cerebrais do hipocampo, área do cérebro responsável pelo armazenamento da memória e pelo aprendizado. O volume cerebral em áreas frontais e temporais é consideravelmente maior em ratos que praticam atividades aeróbicas, se comparado com o de ratos que não praticam. Acredita-se que esse aumento é resultado do aumento no número de vasos sanguíneos das conexões cerebrais nessas áreas.

Os benefícios cerebrais gerados pela atividade aeróbica são de caráter mais geral, podem ser mensuráveis em termos de nível de concentração, memória e velocidade de processamento, diferentemente do que ocorre com exercícios mentais relativos a tarefas específicas, como aquelas em que o indivíduo é treinado a executar, por exemplo, algumas funções exercidas no trabalho diário, jogos, videogame etc. Tarefas específicas não beneficiam as funções cognitivas gerais do cérebro citadas, em vez disso, auxiliam somente as áreas cerebrais responsáveis pela execução da tarefa em questão.

Parece que nosso cérebro é dependente da atividade física para funcionar melhor, o que reforça a hipótese evolucionista de que para o melhor funcionamento do organismo é necessário seguir certos hábitos que foram e são essenciais para que o organismo alcance melhor homeostase e longevidade. Tais hábitos são necessários para que nosso organismo possa regular o seu ambiente interno da melhor maneira a fim de manter uma condição estável, mediante múltiplos ajustes. Viver de forma a gerar uma expressão genética que facilite essa homeostase é necessário, e para isso não podemos ignorar o fato de que temos braços, tronco e pernas não para ficarmos sentados, mas para serem utilizados para o que foram projetados a fazer.

Benefícios da atividade física para a mente

Como dissemos anteriormente, uma das mudanças mais significativas geradas pela prática regular de exercícios é a neurogênese, ou seja, criação de novos neurônios. Estes são gerados no hipocampo, a área do cérebro responsável pela criação de memórias e pela inteligência espacial.

Em nível celular, o estresse gerado pelo exercício físico é responsável por estimular o fluxo de cálcio, que ativa os "fatores de transcrição", nos neurônios do hipocampo já existentes. Os fatores de transcrição ativam a expressão do gene, ou seja, o fator neurotrófico derivado do cérebro (BDNF[23]), criando proteínas BDNF que agem para promover neurogênese. Assim, a geração do BDNF é uma resposta protetora ao estresse, e o BDNF age não somente para gerar novos neurônios, mas também para proteger os já existentes e para promover plasticidade cerebral (que é a eficiência da transmissão sináptica entre neurônios, considerada a base para o aprendizado e a memória).

A manutenção dos neurônios do hipocampo é muito importante para indivíduos acima dos 30 anos, já que é nessa idade que o corpo naturalmente começa a sofrer perda gradual de conexões cerebrais devido às perdas hormonais. Os exercícios agem de forma a reforçar as conexões cerebrais entre neurônios, criando uma rede mais densa, a qual se torna mais capaz de processar e guardar informações. Esse fato, somado com o que se descobriu em pesquisas controladas, sugere que os exercícios agem com efeito terapêutico para a prevenção de doenças degenerativas, como mal de Alzheimer e mal de Parkinson, que progridem por meio da perda de neurônios. Realmente, a correlação entre Alzheimer e estilo de vida, como alimentação, atividades físicas, relações sociais, prática de uma segunda língua, é óbvia e já foi provada por muitas pesquisas. Além disso, os exercícios têm demonstrado maior proteção contra o mal de Parkinson em experimentos com ratos, pois aumentam a produção do neurotransmissor dopamina, que é responsável pela excitação, atenção e concentração.

A melhora cognitiva foi constatada pela seguinte pesquisa controlada: um grupo de indivíduos de 60 a 75 anos e um grupo de indivíduos de 18 a 24 anos foram acompanhados realizando exercícios em um ambiente controlado. O resultado foi a melhora de funções cognitivas, como planejamento, organização e memória de trabalho no grupo de indivíduos mais velhos, enquanto no segundo grupo os benefícios foram menos óbvios. Em compensação, uma análise de ondas cerebrais foi conduzida para medir a velocidade cerebral em resposta a estímulos antes e após o início das atividades físicas. No grupo mais jovem houve

---

23 Do inglês Brain-derived neurotrophic factor

um aumento de 35 milissegundos na velocidade, no grupo dos mais velhos houve menor perda cognitiva.

Diversos estudos têm demonstrado que tanto exercícios aeróbicos como anaeróbicos trazem benefícios para a saúde física e mental. Em um estudo feito no Brasil, ratos foram colocados em um "programa de condicionamento físico" de cinco dias por semana, em que subiram escadas, carregaram objetos amarrados à cauda e correram na rodinha. Esses ratos tiveram substancialmente aumentados os níveis de BNDF (que promove a criação de novos neurônios) em comparação com ratos que não participaram do programa.

Exercícios ao ar livre podem ser mais estimulantes e promover melhor estado de humor

Um estudo realizado pela Universidade de Essex, no Reino Unido, foi feito com o objetivo de identificar um benefício sinergético ao realizar atividades físicas ao mesmo tempo em que se é exposto à natureza, o que foi chamado de "exercício verde" pelos pesquisadores. Segundo os pesquisadores, existem três níveis de interação com a natureza: a visualização da natureza por meio de uma janela ou pintura; estar próximo à natureza, o que pode ocorrer juntamente com uma atividade, como uma leitura no parque ou caminhar na praia; e participação ativa e envolvimento com a natureza, como praticar jardinagem, acampar, fazer trilha, entre outras atividades.

O primeiro nível de interação foi o estudado pelos pesquisadores. Cem sujeitos, divididos em 5 grupos de 20, homens e mulheres, com idades entre 18 e 60 anos, observaram projeções de 30 cenas em uma parede enquanto caminhavam na esteira. As categorias das cenas expostas eram: paisagens rurais prazerosas, paisagens rurais não prazerosas, paisagens urbanas prazerosas, paisagens urbanas não prazerosas. O grupo de controle não observou paisagem nenhuma. A pressão sanguínea e duas medidas psicológicas (autoestima e humor) foram analisadas antes e depois do experimento.

Houve um efeito nítido do exercício e das cenas apresentadas nos marcadores analisados. O exercício por si só reduziu significantemente a pressão sanguínea, aumentou a autoestima e teve um efeito positivo em quatro dos seis medidores de humor. Tanto as paisagens rurais quanto as urbanas prazerosas produziram um efeito positivo importante na autoestima, comparado ao grupo de controle. Isso mostra um efeito sinergético do exercício verde tanto em regiões urbanas quanto nas rurais. As paisagens rurais e urbanas não prazerosas tiveram o efeito mais dramático, deprimindo os efeitos benéficos do exercício nas três diferentes medidas de humor. Aparentemente, as ameaças ao ambiente rural têm um efeito negativo ainda maior no humor do que as imagens não prazerosas da cidade.

Se tais resultados foram apresentados em uma interação relativamente leve com a natureza, imagine o que uma interação mais profunda e frequente pode fazer pela saúde e pelo bem-estar.

Momento de reflexão

Não diga que você não tem tempo suficiente. Você tem exatamente o mesmo número de horas por dia que foram dadas a Helen Keller, Michelangelo, Madre Teresa, Leonardo da Vinci, Pasteur, Thomas Jefferson e Albert Einstein.
  – **H. Jackson Brown Jr.**

Em outro estudo realizado pela Tokyo Medical and Dental University, foi analisada a relação entre áreas verdes públicas próximas às residências e a longevidade dos cidadãos idosos de uma metrópole desenvolvida.

Os pesquisadores analisaram a sobrevivência por cinco anos (de 1992 a 1997) de 3.144 pessoas, nascidas em 1903, 1908, 1913 e 1918. Desses cidadãos, 2.211 sobreviveram e 897 faleceram. A probabilidade de sobrevivência aumentou de acordo com o espaço para efetuar caminhadas, existência de parques e lugares arborizados próximos às residências e a preferência por continuar vivendo na mesma comunidade. Após controlar os efeitos da idade, sexo, estado civil e estado socioeconômico dos residentes, os fatores "ruas verdes para praticar caminhada" e "lugares arborizados próximos às residências" mostraram um valor preditivo significante para a sobrevivência dos cidadãos idosos ao longo dos cinco anos.

O que esses dois estudos demonstram é que, mesmo em grandes cidades e ambientes tipicamente urbanos, a presença da natureza, seja em ruas arborizadas ou em ambientes verdes, como parques e praças, contribui significativamente para a saúde geral e para a longevidade. Infelizmente, com a falta de planejamento para o crescimento das cidades brasileiras, muitos bairros ou grandes áreas carecem de um ambiente verde que esteja disponível para a população e com fácil acesso, prejudicando enormemente a qualidade de vida dos moradores urbanos. Soma-se a isso a criminalidade, o abandono e a falta de segurança que eventualmente ocorrem em alguns desses espaços, dificultando ainda mais o acesso dos habitantes das grandes cidades a um ambiente verde.

A disponibilidade de espaços verdes nas cidades tem sido associada a diversos benefícios para a saúde, além da melhora da pressão sanguínea, humor, autoestima e longevidade. Os benefícios incluem também a facilidade do contato social, alívio do estresse e mais oportunidades para a prática de atividades físicas. Outro estudo, realizado pela Universidade de Edimburgo, no Reino Unido, investigou a relação dos espaços verdes nas cidades com resultados na saúde individual e se a atividade física seria um mediador nessa relação.

A disponibilidade de espaços verdes foi relacionada às respostas de 8.157 respondentes da Pesquisa de Saúde da Nova Zelândia, em 2006/2007. Quatro fatores na saúde foram avaliados, que são fortemente relacionados com a interação com o espaço verde: doenças cardiovasculares, sobrepeso, saúde pobre em geral e saúde mental pobre.

As vizinhanças com mais espaço verde tiveram os menores riscos de saúde mental pobre. O risco de doenças cardíacas foi reduzido em todas as vizinhanças com mais de 15% de espaço verde disponível. A disponibilidade de espaço verde não foi relacionada ao sobrepeso ou à saúde pobre em geral. De maneira geral, os níveis de atividade física foram maiores nas vizinhanças verdes, mas os ajustes para esse fator atenuaram muito pouco a relação entre o espaço verde e a saúde.

Ter acesso fácil e constante a espaços verdes é, sem dúvida alguma, benéfico de muitas formas para o ser humano. A sensação de bem-estar é inerente ao contato com a natureza e o nosso distanciamento atual dos espaços verdes é um fator contribuinte para a piora da saúde mental e dos níveis de estresse. No entanto, para a prevenção de doenças ou controle do peso, outros fatores, como alimentação e exercícios físicos, têm um papel mais importante. Associar a prática de exercícios físicos com o contato com a natureza se prova cada vez mais proveitoso para uma vida longa e saudável.

Exercícios mais eficientes na perda de peso

Acima de tudo, os exercícios são ótimos para o humor. O corpo produz diversos hormônios e neurotransmissores responsáveis pelo prazer e bem-estar (serotonina e endorfina), concentração, motivação e foco (noradrenalina e dopamina) e melhor qualidade do sono (testosterona, hormônio do crescimento e vitamina D – Sol), assim como o controle do estresse e regulação do sistema nervoso simpático e parassimpático.

Veja este exemplo de um amigo que passou a fazer musculação e corridas leves após o mês de julho de 2014:

	7/jun	15/jun	3/set
Triglicérides	112	95	84
HDL	41	64	72
HgbA1C	5,7	5,6	5,2
Glicose	102	95	88
Insulina	10	-	7
Peso	81	77	75

Ele já seguia um regime alimentar low-carb, mas a melhora substancial ocorreu apenas após a introdução das corridas/caminhadas e da musculação. Sem contar o ganho de músculo e perda de gordura corporal, que, junto com os biomarcadores listados, são muito mais importantes do que o IMC ou o peso total. Entretanto, como costumo dizer, a dieta representa mais de 70% ou 80% dos resultados em termos de perda de peso, em seguida a qualidade do sono e a gestão do estresse e, por último, os exercícios físicos, embora no caso de atletas e frequentadores assíduos de academia, que são naturalmente inclinados a gostar de esportes, a composição corporal pode ser determinada de maneira mais preponderante pela carga dos treinos do que no grupo de pessoas que não gostam de academia ou de qualquer outro treino de força e explosão.

Cada organismo responde em um tempo diferente a um regime low-carb, dependendo do grau de resistência à insulina e outros fatores. Com um protocolo que englobe caminhadas e corridas na rotina semanal, a sensibilidade à insulina e à leptina tende a ser restaurada em parte ou efetivamente. Os exercícios de alta intensidade, como musculação e tiros de corrida, produzem os efeitos mais rápidos e mais positivos nesse sentido. A composição corporal e o metabolismo tendem a melhorar muito em pouco tempo. "Mas espere um pouco: você não havia dito anteriormente que as recomendações de **comer menos e se exercitar mais** dentro desse novo paradigma vigente se tornaram obsoletas para boa parte da população?"

Exato, dizer que a solução para a epidemia de obesidade é comer menos e se exercitar mais é a mesma coisa que colocar um time de várzea em campo para vencer o adversário superior com o sábio conselho de que para vencer é preciso apenas fazer mais gols do que o adversário. É **muito fácil, você apenas tem que fazer mais gols do que o outro time!**

Em outras palavras, embora seja necessário fazer mais gols do que tomar mais gols, esse conselho não serve para nada e seria recebido com escárnio pelos jogadores. Agora, com relação à perda de peso com exercícios, estudos mostram que em adultos com sobrepeso ou obesidade, se não houver uma dieta eficiente associada, os resultados deixam a desejar. Exceto por um tipo de exercício que um estudo recente mostrou de maneira eficiente e definitiva causar redução de peso e de gordura corporal e melhora de marcadores sanguíneos. Você acertou: o **treino intervalado de alta intensidade (HIIT) e musculação.**

Não é que você não irá perder gordura com a clássica corridinha (não me leve a mal, eu gosto das corridinhas, que são por vezes confortáveis e mais convenientes), mas você irá conseguir resultados similares aos de uma hora de corrida com apenas 10 minutos de treino intervalado e será brindado com um aumento de massa magra; não há diminuição, que pode ocorrer com corridas longas. Essa é uma vantagem a mais para quem está acima dos 50 anos e pretende preservar massa magra e densidade óssea para se prevenir contra fraturas, que são uma causa comum de morte na terceira idade.

Os estudos são claros e consistentes:

Intervenção em longo prazo com treino intervalado otimizado melhora a composição corporal, risco cardiometabólico e parâmetros de exercícios em pacientes com obesidade abdominal. Nov. 2012. Pubmed.

DESIGN DO ESTUDO

Sessenta e dois indivíduos com sobrepeso e obesidade (53,3 ± 9,7 anos, índice de massa corporal média, 35,8 ± 5 kg/m foram identificados retrospectivamente à sua entrada em um programa que consiste em aconselhamento nutricional individualizado, treino intervalado de alta intensidade e treinamento de resistência duas ou três vezes por semana. Medidas antropométricas, fatores de risco cardiometabólico e tolerância ao exercício foram anotados no início do programa e após a conclusão do estudo.

RESULTADO

O treinamento físico foi associado a um gasto energético semanal de 1.582 ± 284 kcal. Melhoras clínicas e estatisticamente significantes foram observadas em termos de massa corporal (-5,3 ± 5,2 kg), índice de massa corporal (-1,9 ± 1,9 kg/m), circunferência da cintura (-5,8 ± 5,4 cm) e capacidade máxima de exercício (+1,26 ± 0,84 equivalentes metabólicos) ($P < 0,000$ para todos os parâmetros). Massa total de gordura e massa gorda do tronco, perfil lipídico e relação HDL/triglicérides também foram significativamente melhorados ($P < 0,0001$). Ao término do programa, a prevalência da síndrome metabólica foi reduzida em 32,5% ($P < 0,05$).

CONCLUSÃO

"Uma intervenção em longo prazo de estilo de vida com exercícios intervalados de alta intensidade melhora a composição corporal, diminui o risco cardiometabólico e aumenta a tolerância ao exercício em indivíduos obesos. Essa intervenção parece segura, eficiente e bem tolerada e poderia melhorar a adesão aos exercícios nessa população."

Ou seja, **você consegue mais resultados com menos**! "The best bang out of your buck!"

Maior chance de adesão a um treino semanal, perda de peso, perda de medidas na cintura, maior gasto calórico em repouso, maiores níveis de energia e assim por diante. As repercussões para a saúde e a qualidade de vida são imensas. No entanto, a mudança na alimentação é o principal fator que contribui para o sucesso de qualquer programa de perda de peso, e, como havia dito, algumas pessoas não têm aptidões atléticas ou não estão preparadas psicologicamente para tal tipo de treino, portanto, nesses casos não se recomenda essa prática – a menos que o indivíduo siga um plano de atividade física que vise melhorar o condicionamento físico e prepare o indivíduo para os treinos em um futuro próximo. Além disso, um bom descanso, sono e tempo de recuperação são cruciais para obter melhoras na saúde de verdade. Ou seja, não é nem um pouco saudável ser um esportista estressado, e pode aumentar o risco de muitas patologias crônicas, em vez de reduzi-lo.

Em um estudo australiano, conduzido pela Universidade de Nova Gales do Sul, mulheres acima do peso que fizeram treinos intervalados de "tiros" em bicicletas durante 20 minutos perderam três vezes mais gordura corporal, principalmente na metade de baixo do corpo, do que mulheres que pedalaram 40 minutos na bicicleta em velocidade constante.

De acordo com muitos estudos, como o que foi conduzido pelo Dr. Izumi Tabata, famoso por suas pesquisas com treinos intervalados, treinos de "tiro" com intervalos melhoram tanto a capacidade aeróbica quanto anaeróbica. Esse estudo demonstrou que exercícios intervalados com 7 séries de 30 segundos cada, feitos em bicicletas ergométricas, 3 vezes por semana durante 2 semanas, tiveram um resultado muito similar, em termos de capacidade de uso de oxigênio e aumento de glicogênio muscular, ao de exercícios em bicicleta de intensidade moderada de 1 hora e meia a 2 horas, também 3 vezes por semana durante 2 semanas. **O tempo total gasto pelo grupo que fez tiros intervalados foi de 15 minutos, 3 vezes por semana, enquanto o grupo de intensidade moderada levou de 4,5 a 6 horas na semana para obter resultados similares.**

O mesmo para corridas ou qualquer exercício aeróbico. Quando existem intervalos entre as séries, permitindo que você dê o seu máximo a cada série, o coração sai de sua zona de conforto e é obrigado a trabalhar mais, aumentando assim a circulação sanguínea e gerando maiores benefícios cardiovasculares. Esse tipo de exercício está relacionado a um **maior ganho de massa muscular e maior perda de gordura corporal, se comparado a corridas de longa distância.**

Falando sobre a **relação custo-benefício**, em termos de tempo empregado para completar os exercícios (novamente, não me leve a mal, pois gosto de corrida e ela também tem um papel muito importante em um plano de exercícios semanal e na saúde em geral), um estudo feito pelo pesquisador Rosenkilde em 2012 forneceu resultados chocantes. Não foi encontrada nenhuma diferença entre 30 e 60 minutos de exercícios aeróbicos, em termos de perda de peso e de gordura corporal! Quer dizer, correr uma hora por dia como estratégia para perda de peso em si, não por prazer, não é muito inteligente diante dessas descobertas.

RESULTADOS

Alterações estatisticamente significativas não foram encontradas no consumo de calorias que poderiam explicar as diferentes respostas compensatórias associadas a 30 vs. 60 minutos de exercício aeróbico por dia. **Conclusão: uma perda de gordura corporal similar foi obtida, independentemente da dose de exercícios.** Uma dose moderada de exercício induziu um notável balanço energético negativo maior do que o esperado, enquanto uma dose maior de exercícios induziu um pequeno, mas quantificável grau de compensação.

Em outras palavras, queimar 300 calorias em exercícios aeróbicos de meia hora proporciona muito mais vantagens em termos de custo-benefício da perda de peso, do que queimar 600 calorias com uma hora desses exercícios! Ou seja, o seu instrutor de *spinning* não vai ficar feliz com os resultados. Esse foi apenas um estudo, que deve ser reproduzido para proporcionar resultados mais significativos estatisticamente.

Pois bem, mudando um pouco de assunto, irei me enfiar em um pequeno buraco de coelho e insistir na pergunta que não quer calar. Quando ingerir poucas calorias pode impedir o ganho de massa muscular, prejudicar a manutenção da massa magra ou mesmo não causar a perda de gordura corporal?

Em primeiro lugar, a falta de proteínas diminui a taxa metabólica basal e os processos anabólicos. Por uma série de mecanismos, a carência de proteínas, junto com níveis insuficientes de gorduras consumidas, causa uma regulação interna de uma série de hormônios responsáveis pelo catabolismo, ou seja, perda de massa magra e, por conseguinte, um possível ganho de gordura corporal na ausência de massa magra.

Em um estudo recente com jogadoras de vôlei, surpreendentemente, o grupo de mulheres que consumiu 130 g de proteínas/dia durante algumas semanas teve um ganho de massa muscular maior e uma perda de peso maior do que o segundo grupo de mulheres, que seguiu uma dieta caloricamente restrita. **Isso mesmo: perda de peso e de gordura corporal maiores que do grupo de mulheres que seguiram uma dieta hipoproteica e baixa em calorias**. Entre as jogadoras que consumiram poucas calorias, a diminuição da taxa metabólica foi representada com um gasto energético em repouso 30%-40% menor.

Momento de reflexão

Aprenda com ontem, viva para hoje e tenha esperança para amanhã. O importante é não parar de questionar.
  – **Albert Einstein** (A teoria da relatividade especial e geral)

Mais uma vez, paradoxal e literalmente, nesse grupo específico, a sugestão "**comer menos e se exercitar mais**" não foi a solução, mas um problema! No entanto, novamente, esse efeito termogênico das proteínas é menos preponderante em indivíduos sedentários. E também não seria ideal essa quantidade de proteínas para quem tem alto grau de resistência à insulina, é sedentário e tenta seguir uma dieta cetogênica. Não faz parte do melhor protocolo low-carb para este perfil de indivíduos perder muito peso e manter a perda de peso. Outro fator que faz parte dessa equação, influenciando a retenção da gordura corporal, é o cortisol. Em outras palavras, dieta **pobre em proteínas e hipocalórica pode elevar o cortisol e aumentar a retenção de gordura**.

O sono adequado e o alinhamento com o ciclo circadiano também são essenciais para a produção hormonal adequada, de GH, testosterona e a regulação de mecanismos de perda de gordura corporal.

Enfim, para mim se torna mais evidente o fato de que a prática de exercícios combinada com um consumo calórico adequado em uma dieta – low-carb ou relativamente baixa em carboidratos, rica em alimentos anti-inflamatórios – é a melhor, se não a única, solução para uma melhor saúde metabólica e hormonal.

Para exemplificar novamente: 100 g de carne vermelha ou peito de frango contém em torno de 25 g de proteína. Ovos, em torno de 7 g de proteína cada. Um *shake* de proteína, 25 g por *scoop* (colher de medida do produto). Se você consumir uma fonte de proteína pela manhã, no almoço e no jantar, 100 g a 150 g de alimento por refeição, consumirá uns 60 g - 70 g/dia de proteínas; + vegetais e oleaginosas, poderá chegar perto dos 80 g - 90 g/dia, o que faz parte do protocolo de uma dieta cetogênica para quem não pratica atividade física (com atividade física é possível, em muitos casos, comer mais proteína sem sair da cetose).

Como colocar em prática os treinos intervalados

Em primeiro lugar, de preferência, exercite-se com o acompanhamento de um profissional qualificado. Para fins práticos, irei mostrar dois tipos de treinos intervalados, que demonstraram diversas vezes resultados promissores e específicos nos estudos.

Treino intervalado leve e longo: 5-10x de 40-60 segundos a 14-20 km/h (dependendo do condicionamento físico) com 30 segundos de descanso entre as repetições.

Esse treino é menos intenso que os tiros de corrida ao máximo, mas é muito eficiente para a perda de peso e o condicionamento físico e pode ser feito na academia, sendo programado na esteira.

Treino intervalado pesado e curto: correr ou pedalar por 20-30 segundos na velocidade máxima com 2 minutos de descanso entre as 4-8 séries. Se você desejar, pode incluir na sua rotina para otimizar o ganho de massa muscular e o metabolismo (pode ser feito em ruas/parques apenas, devido ao espaço e velocidade requeridos).

Se você estiver disposto a começar a queimar gordura rápido e com pouco sofrimento, embora de maneira intensa, esse treino traz ótimos resultados. O corpo tende a ficar mais firme, esbelto e definido, com um aspecto magro, podendo assemelhar-se ao corpo de atletas.

Caminhar/correr 3-6 km por dia: seguir um plano de caminhada/corrida, mas com a corrida lenta, sem ultrapassar 80% da frequência cardíaca durante a maior parte do tempo, é uma ótima estratégia para melhorar o condicionamento físico e a performance e para evitar a síndrome do *burn out* (esgotamento físico e mental).

Musculação: com um *personal trainer*, se possível, 2 a 4x na semana. Pode ser o funcionário/*personal* da academia mesmo, se for a única opção viável.

Com HIIT (treino intervalado de alta intensidade) de corrida e a musculação é possível queimar mais calorias, melhorar o metabolismo muscular e estimular o metabolismo, porque há um aumento na densidade de mitocôndrias das células musculares. Há um ganho de massa magra e um aumento da capacidade oxidativa. Novamente, os estudos são claros: 2x por semana de 30 minutos no total de HIIT produz resultados semelhantes a 5h - 6h de exercícios aeróbicos em uma faixa constante, em termos de metabolismo e capacidade cardiovascular, sendo o ganho de massa magra superior no HIIT.

Recapitulando

- Cada organismo responde em um tempo diferente a um regime low-carb, dependendo do grau de resistência à insulina e outros fatores.
- Quanto à perda de peso com exercícios, estudos mostram que em adultos com sobrepeso ou obesidade, se não houver uma dieta eficiente em conjunto, os resultados deixam a desejar.
- Pesquisas têm constantemente demonstrado que exercícios físicos não são somente importantes para a saúde do corpo, mas servem de auxílio para manter o cérebro em forma.
- Em um estudo feito na Geórgia (Estados Unidos), 20 minutos de exercícios aeróbicos diários foram suficientes para gerar mudanças cognitivas surpreendentes, especialmente nas funções da memória e no processamento de informação.
- Outro estudo, feito pela UCLA, demonstrou que atividades físicas aumentam a plasticidade cerebral, fazem com que o cérebro aumente a neurogênese, ou seja, a produção de novos neurônios.
- Em nível celular, o estresse gerado pelo exercício físico é responsável por estimular o fluxo de cálcio, que ativa os "fatores de transcrição" nos neurônios do hipocampo já existentes, de modo a melhorar a memória.
- Diversos estudos têm demonstrado que tanto exercícios aeróbicos como anaeróbicos trazem benefícios para a saúde física e mental.
- Exercícios ao ar livre podem ser mais benéficos para o humor do que os realizados em ambientes fechados.

- Os estudos mostram um efeito sinergético do exercício verde, tanto em regiões urbanas quanto nas rurais.
- Acima de tudo, os exercícios são ótimos para o humor. O corpo produz diversos hormônios e neurotransmissores responsáveis pelo prazer e bem-estar, concentração, motivação e foco e melhor qualidade do sono.
- Com um protocolo que englobe caminhadas e corridas na rotina semanal, a sensibilidade à insulina e à leptina tende a ser restaurada em parte ou efetivamente.
- Em um estudo australiano, mulheres que fizeram "tiros" em bicicletas durante 20 minutos perderam três vezes mais gordura corporal, principalmente na metade de baixo do corpo, do que mulheres que pedalaram 40 minutos em velocidade constante.
- Um fator que influencia a retenção da gordura corporal é o cortisol. Em outras palavras, uma dieta pobre em proteínas e hipocalórica pode levar a uma produção maior de cortisol e maior retenção de gordura.
- Os estudos produzem resultados consistentes quanto à maior eficiência de treinos intervalados na perda de gordura e ganho de massa magra, em comparação com corridas longas.
- Um bom descanso, sono e tempo de recuperação são cruciais para obter melhoras na saúde de verdade.
- Os estudos são claros: 2x de HIIT por semana, de 30 minutos no total, produzem resultados semelhantes a 5h - 6h de exercícios aeróbicos.

REFERÊNCIAS

Sites dos estudos consultados

- http://www.ibge.gov.br/english/estatistica/populacao/condicaodevida/pof/2008_2009aval_nutricional/pof20082009_avaliacao.pdf
- http://www.ibge.gov.br/home/estatistica/pesquisas/pesquisa_resultados.php?id_pesquisa=40
- http://www.hsph.harvard.edu/nutritionsource/carbohydrates/carbohydrates-and-blood-sugar/
- http://www.nmsociety.org/docs/LowCarbDiet/Nutrition-in-Clinical-Practice-2011.pdf
- http://www.nmsociety.org/docs/LowCarbDiet/low-carbohydrate-diets-promote-favorable--body.pdf
- http://www.nmsociety.org/docs/Research/Hu_10_SAFA_vs_CHO_CHD_Prevention.pdf
- http://www.nutritionandmetabolism.com/content/8/1/41
- http://www.nydailynews.com/life-style/health/brain-carbs-study-suggests-sugary-foods-lead-addiction-article-1.1384443
- http://www.cbsnews.com/news/processed-carbohydrates-are-addictive-brain-study--suggests/
- http://www.npr.org/sections/thesalt/2013/06/26/195292850/can-you-be-addicted-to-carbs-scientists-are-checking-that-out
- http://www.marksdailyapple.com/does-eating-low-carb-cause-insulin-resistance/
- http://www.marksdailyapple.com/diabetes/
- http://www.nmsociety.org/docs/LowCarbDiet/low-carbohydrate-diets-promote-favorable-body.pdf
- http://www.nutritionandmetabolism.com/content/6/1/21
- http://www.nmsociety.org/docs/LowCarbDiet/6_Month_Low_Carb_Diet_Intervention_in_Obese_Teens.pdf

- http://garytaubes.com/2010/12/calories-fat-or-carbohydrates/
- http://www.scientificamerican.com/article/what-makes-you-fat-too-many-calories-or-the-wrong-carbohydrates/
- http://ajcn.nutrition.org/content/83/6/1442.full
- http://ajcn.nutrition.org/content/83/2/260.abstract?ijkey=641408f002ae0519f5233a8a3f56fdcedad74edf&keytype2=tf_ipsecsha
- http://ajcn.nutrition.org/content/83/2/260.full
- http://diabetes.diabetesjournals.org/content/42/12/1700.full.pdf+html
- http://primalbrasil.com.br/calorias-sao-todas-iguais/
- http://primalbrasil.com.br/dieta-primalpaleo-guia-definitivo/
- http://www.nmsociety.org/docs/Research/Carbohydrate_Restriction_More_Favorable_Impact_Volek_Lipids2009.pdf
- http://jn.nutrition.org/content/early/2009/07/08/jn.109.109603.full.pdf+html
- http://apjcn.nhri.org.tw/server/APJCN/17/4/669.pdf
- http://www.nmsociety.org/docs/LowCarbDiet/Dietary_carb_restriction_induces_a_unique_metabolic_state.pdf
- http://www.nejm.org/doi/full/10.1056/NEJMoa0708681
- http://www.ncbi.nlm.nih.gov/pmc/articles/PMC1924794/figure/F1/
- http://www.nejm.org/doi/full/10.1056/NEJMoa022637
- http://primalbrasil.com.br/barriga-de-trigo-deixar-o-trigo-e-libertador/
- https://speakingofresearch.com/tag/animal-testing/page/4/
- http://annals.org/article.aspx?articleid=718265
- http://www.nutritionjrnl.com/article/S0899-9007%2814%2900332-3/fulltext
- http://www.nmsociety.org/docs/LowCarbDiet/nafld-metabolic-syndrome.pdf
- http://www.medwire-news.md/40/89740/Lipidology_News/Low-fat_diet_fails_to_improve_insulin_sensitivity_in_metabolic_syndrome.html
- http://ajcn.nutrition.org/content/86/2/276.full
- http://www.nmsociety.org/docs/LowCarbDiet/Nutrition-in-Clinical-Practice-2011.pdf
- http://www.ncbi.nlm.nih.gov/pubmed/23805551
- http://primalbrasil.com.br/menos-carboidratos-e-mais-sono-parte-3/
- http://press.endocrine.org/doi/full/10.1210/jc.2002-021480
- http://www.nejm.org/doi/full/10.1056/NEJMoa022207
- http://www.nejm.org/doi/full/10.1056/NEJMoa022637
- http://www.nejm.org/doi/full/10.1056/NEJMoa022637
- http://archinte.jamanetwork.com/article.aspx?articleid=217514
- http://annals.org/article.aspx?articleid=717451
- http://www.ncbi.nlm.nih.gov/pmc/articles/PMC538279/
- http://press.endocrine.org/doi/full/10.1210/jc.2003-031606
- http://ajcn.nutrition.org/content/91/3/578.long
- http://www.sciencedirect.com/science/article/pii/S000282230501151X/
- http://onlinelibrary.wiley.com/doi/10.1111/j.1464-5491.2005.01760.x/abstract

- http://onlinelibrary.wiley.com/doi/10.1038/oby.2007.516/full
- http://jama.jamanetwork.com/article.aspx?articleid=205916
- http://ajcn.nutrition.org/content/86/3/580.long
- http://onlinelibrary.wiley.com/doi/10.1111/j.1464-5491.2007.02290.x/full
- http://www.ncbi.nlm.nih.gov/pmc/articles/PMC2633336/
- http://www.nejm.org/doi/full/10.1056/NEJMoa0708681
- http://ajcn.nutrition.org/content/87/3/567.long
- http://www.sciencedirect.com/science/article/pii/S0735109707032597
- http://link.springer.com/article/10.1007/s11745-008-3274-2
- http://ajcn.nutrition.org/content/90/1/23.long
- http://www.ncbi.nlm.nih.gov/pmc/articles/PMC2892194/
- http://link.springer.com/article/10.1007/s00125-012-2567-4/fulltext.html
- http://www.plosone.org/article/info:doi/10.1371/journal.pone.0091027
- http://annals.org/article.aspx?articleid=1900694
- http://www.census.gov/newsroom/press-releases/2015/cb15-16.html
- http://www.trivisonno.com/food-stamps-charts
- http://www.huffingtonpost.com/2015/02/28/food-stamp-demographics_n_6771938.html
- http://articles.mercola.com/sites/articles/archive/2011/08/03/the-9-foods-the-us-government-is-paying-you-to-eat.aspx
- http://www.drfranklipman.com/big-fat-surprise-a-conversation-with-nina-teicholz/
- http://www.independent.co.uk/life-style/health-and-families/features/the-science-of-saturated-fat-a-big-fat-surprise-about-nutrition-9692121.html
- http://www.wsj.com/articles/SB10001424052702303678404579533760760481486
- http://ajcn.nutrition.org/content/92/4/759.full
- http://thepaleodiet.com/wp-content/uploads/2012/04/CRC-Chapter-2006a1.pdf
- Framingham Heart Study
- Weight and metabolic outcomes after 2 years on a low-carbohydrate versus low-fat diet: a randomized trial. Ann Intern Med. 2010 Aug 3;153(3):147-57. doi: 10.1059/0003-4819-153-3-201008030-00005.
- Multiple risk factor intervention trial. Risk factor changes and mortality results. Multiple Risk Factor Intervention Trial Research Group.
- Fatty acid analysis of wild ruminant tissues: evolutionary implications for reducing diet--related chronic diseases. L Cordain, BAWatkins2, GL Florant1, M Kelher, L Rogers and Y Li. Department of Health and Exercise Sciences, Colorado State University, Fort Collins, Colorado, USA.
- http://journals.cambridge.org/action/displayAbstract;jsessionid=7C64BC68C5102676B-8C297DE0622E2F7.journals?aid=8687793&fileId=S0007114512000402
- https://www.bhf.org.uk/publications/statistics/european-cardiovascular-disease-statistics-2008
- Ann Intern Med. 2010 Aug 3;153(3):147-57. doi: 10.1059/0003-4819-153-3-201008030-00005.
- http://healthybodydaily.com/dr-oz-heart-health/cholesterol-does-not-cause-heart-disease/#sthash.39RJSlSz.dpuf

- http://www.ncbi.nlm.nih.gov/pubmed/20679559?dopt=Abstract http://www.latimes.com/nation/la-na-sugar-limits-20150317-story.html
- http://www.eatrightpro.org/resource/media/press-releases/public-policy/academy-commends-strong-dietary-guidelines-report
- http://healthybodydaily.com/dr-oz-heart-health/cholesterol-does-not-cause-heart-disease/#sthash.39RJSlSz.dpuf
- http://www.ncbi.nlm.nih.gov/pubmed/20679559?dopt=Abstract
- http://primalbrasil.com.br/gorduras-trans-serao-proibidas-nos-eua/
- http://primalbrasil.com.br/gordura-trans-solucao-antiga-para-um-problema-novo/
- http://primalbrasil.com.br/se-delicie-com-a-gordura-saturada-ela-e-boa-para-voce-parte-1/
- http://primalbrasil.com.br/porque-voce-deveria-comer-mais-ovos/
- http://noticias.uol.com.br/ultnot/cienciaesaude/ultimas-noticias/afp/2012/03/13/consumo-diario-de-carne-vermelha-aumenta-risco-de-morte-diz-estudo.jhtm
- http://g1.globo.com/ciencia-e-saude/noticia/2012/03/consumir-carne-vermelha-todo-dia-aumenta-risco-de-morte-diz-estudo.html
- http://veja.abril.com.br/noticia/ciencia/consumo-diario-de-carne-vermelha-aumenta-risco-de-morte-diz-estudo
- http://noticias.terra.com.br/ciencia/noticias/0,,OI5661444-EI8147,00-Estudo+consumo+diario+de+carne+vermelha+aumenta+risco+de+morte.html
- http://www.eufic.org/article/en/expid/understanding-scientific-studies/
- http://ije.oxfordjournals.org/content/41/2/393.full
- http://www.bmj.com/content/316/7126/201
- http://www.lowcarb-paleo.com.br/2013/09/o-mais-alto-nivel-de-evidencia.html
- http://www.ebbp.org/course_outlines/randomized_controlled_trials/
- http://www.ncbi.nlm.nih.gov/pubmed?term=The+Journal+of+nutrition%5BJour%5D+AND+1433%5Bpage%5D+AND+1990%5Bpdat%5D&cmd=detailssearch
- https://www.lipid.org/uploads/300/Expert%20Panel%20Paper.pdf
- http://www.ncbi.nlm.nih.gov/pubmed/15721501
- http://www.lowcarb-paleo.com.br/2013/12/o-martelo-e-o-prego.html
- http://www.ncbi.nlm.nih.gov/pubmed/15721501
- http://www.ncbi.nlm.nih.gov/pubmed/1515981
- http://primalbrasil.com.br/livro-a-dieta-dos-nossos-ancestrais/
- http://primalbrasil.com.br/video-o-problema-da-piramide-alimentar-2/
- http://primalbrasil.com.br/a-suecia-e-a-primeira-nacao-ocidental-a-adotar-uma-alimentacao-low-carb/
- http://primalbrasil.com.br/novo-guia-alimentar-ainda-longe-do-ideal/
- http://www.lowcarb-paleo.com.br/2012/06/colesterol-iii.html
- http://ajcn.nutrition.org/content/34/8/1552.long
- http://www.ncbi.nlm.nih.gov/pubmed/7270579
- http://www.carbohydratescankill.com/2435/pearl-of-kitava-study-2-of-2
- https://www.ncbi.nlm.nih.gov/pubmed/7050440
- http://ajcn.nutrition.org/content/66/4/845.full.pdf

- http://thepaleodiet.com/wp-content/uploads/2012/04/CRC-Chapter-2006a1.pdf
- http://framingham Heart Study.org
- http://www.biznews.com/health/2014/11/22/marika-sboros-science-show-tim-noakes-smart-lchf/
- http://bmjopen.bmj.com/content/4/4/e004487.full
- http://www.scielo.br/scielo.php?pid=S0101-20612009000300030&script=sci_arttext
- http://www.ncbi.nlm.nih.gov/pubmed/15721501
- http://onlinelibrary.wiley.com/doi/10.1111/j.1467-789X.2012.01021.x/abstract;jsessionid=A77D3D32CF661E0522B2B1F93DE5BE3A.f02t03
- http://corporate.dukemedicine.org/news_and_publications/news_office/news/9412
- http://www.thyroid-info.com/articles/lowcarb.htm
- http://www.ncbi.nlm.nih.gov/pubmed/19135464
- http://ajcn.nutrition.org/content/87/3/567.long
- http://www.ncbi.nlm.nih.gov/pubmed?term=The+Journal+of+nutrition%5BJour%5D+AND+1433%5Bpage%5D+AND+1990%5Bpdat%5D&cmd=detailssearch
- http://lowcarb-paleo.blogspot.com.br/2013/12/a-vesicula.html
- http://revistapesquisa.fapesp.br/2005/03/01/as-relacoes-entre-o-bom-e-o-mau/
- http://www.ncbi.nlm.nih.gov/pmc/articles/PMC2903818/
- http://www.ncbi.nlm.nih.gov/pmc/articles/PMC2837149/
- http://www.academiavida.com.br/index.php?option=com_content&view=article&id=72&Itemid=111&showall=1
- https://www.framinghamheartstudy.org/
- http://www.ncbi.nlm.nih.gov/pmc/articles/PMC3321471/
- http://www.ncbi.nlm.nih.gov/pmc/articles/PMC3321471/
- http://www.ncbi.nlm.nih.gov/pubmed/9823827/
- http://www.ncbi.nlm.nih.gov/pmc/articles/PMC1176378/?report=reader
- http://www.ncbi.nlm.nih.gov/pmc/articles/PMC2898565/?report=reader
- http://www.ncbi.nlm.nih.gov/pmc/articles/PMC2731764/?report=reader
- http://www.ncbi.nlm.nih.gov/pubmed/23242044
- http://www.ncbi.nlm.nih.gov/pubmed/22796483
- http://www.ncbi.nlm.nih.gov/pubmed/22787591
- http://www.ncbi.nlm.nih.gov/pubmed/21070829
- http://www.ncbi.nlm.nih.gov/pmc/articles/PMC3321471/
- http://www.ncbi.nlm.nih.gov/pubmed/20395146
- http://www.ncbi.nlm.nih.gov/pubmed/20204773
- http://www.tampabay.com/news/aging/doctor-says-an-oil-lessened-alzheimers-effects-on-her-husband/879333
- (http://www.greenmedinfo.com/article/medium-chain-triglycerides-coconut-fat-increase-cognitive-performance-alzheimers-disease)
- (http://www.ncbi.nlm.nih.gov/pubmed/15123336)
- http://www.sciencedaily.com/releases/2014/10/141029203747.htm

- http://www.jci.org/articles/view/57813?ref=nf
- http://www.nutritionandmetabolism.com/content/8/1/41/abstract
- http://onlinelibrary.wiley.com/doi/10.1111/j.1528-1167.2010.02543.x/full
- http://www.nmsociety.org/docs/LowCarbDiet/Efficacy_Atkins_diet_as_therapy_Kossoff.pdf
- http://link.springer.com/article/10.1007%2Fs00125-009-1323-x
- http://www.ncbi.nlm.nih.gov/pubmed/21070829
- http://www.ncbi.nlm.nih.gov/pmc/articles/PMC3321471/
- http://www.ncbi.nlm.nih.gov/pubmed/20395146
- http://www.ncbi.nlm.nih.gov/pubmed/20204773 http://greymadder.net/
- http://primalbrasil.com.br/por-que-dieta-low-carb-deve-ser-primeira-abordagem-no-tratamento-da-diabetes/
- http://ajcn.nutrition.org/content/92/4/905.long
- http://www.sciencedirect.com/science/article/pii/S0005272810006857
- http://www.ncbi.nlm.nih.gov/pubmed/21070829
- http://cancerres.aacrjournals.org/content/early/2011/06/10/0008-5472.CAN-10-3973.short
- http://cancerres.aacrjournals.org/content/early/2011/06/10/0008-5472.CAN-10-3973.full.pdf+html
- http://www.ajcn.org/cgi/pmidlookup?view=long&pmid=20685945
- http://www.ncbi.nlm.nih.gov/pmc/articles/PMC3267662/
- http://www.ncbi.nlm.nih.gov/pmc/articles/PMC3321471/
- http://www.ncbi.nlm.nih.gov/pubmed/20395146
- http://www.ncbi.nlm.nih.gov/pubmed/20204773
- http://www.jci.org/articles/view/57813?ref=nf
- http://www.nutritionandmetabolism.com/content/6/1/21
- http://link.springer.com/article/10.1007%2Fs00125-009-1323-x http://www.ncbi.nlm.nih.gov/pubmed/25887528
- http://primalbrasil.com.br/dieta-low-carb-no-tratamento-mal-de-alzheimer/
- http://primalbrasil.com.br/trabalho-noturno-associado-transtornos-metabolicos/
- http://www.ncbi.nlm.nih.gov/pubmed/23446906
- http://www.ncbi.nlm.nih.gov/pubmed/20456814
- http://www.ncbi.nlm.nih.gov/pmc/articles/PMC2045710/
- http://www.ncbi.nlm.nih.gov/pubmed?db=pubmed&cmd=showdetailview&termtosearch=16335332&ordinalpos=9&itool=entrezsystem2.pentrez.pubmed.pubmed_resultspanel.pubmed_rvdocsum
- http://www.journalsleep.org/ViewAbstract.aspx?pid=28841
- http://www.ncbi.nlm.nih.gov/pmc/articles/PMC2656292/
- http://journals.lww.com/neuroreport/pages/articleviewer.aspx?year=2001&issue=12210&article=00001&type=abstract
- http://www.journals.elsevierhealth.com/periodicals/ysmrv/article/PIIS1087079201901649/abstract

- http://http/www.sciencedaily.com/releases/2013/01/130127134212.htm?utm_source=feedburner&utm_medium=feed&utm_campaign=Feed%253A+sciencedaily%252Fhealth_medicine+(ScienceDaily%253A+Health+%2526+Medicine+News)
- http://www.sleepfoundation.org/alert/stress-and-your-immune-systems-response
- http://www.eurekalert.org/pub_releases/2012-06/aaos-sde062812.php
- http://primalbrasil.com.br/como-aumentar-a-saude-e-a-performance-escolar-do-seu-filho--e-torna-lo-resistente-a-qualquer-doenca-parte-1/www.webmd.com/sleep-disorders/excessive-sleepiness-10/immune-system-lack-of-sleep
- http://primalbrasil.com.br/como-aumentar-a-saude-e-a-performance-escolar-do-seu-filho-e-torna-lo-resistente-a-qualquer-doenca-parte-1/www.journalsleep.org/ViewAbstract.aspx?pid=28578
- http://primalbrasil.com.br/como-aumentar-a-saude-e-a-performance-escolar-do-seu-filho--e-torna-lo-resistente-a-qualquer-doenca-parte-1/discovermagazine.com/2009/apr/22-new--theory-about-why-sleep-maintain-immune-system#.UTjQFNY3te9
- http://www.sciencedaily.com/releases/2015/06/150602130734.htm
- http://www.ncbi.nlm.nih.gov/pubmed/16971218
- http://www.beyondveg.com/billings-t/comp-anat/comp-anat-7k.shtml
- http://www.ajcn.org/content/26/11/1180.abstract
- http://jcem.endojournals.org/content/85/8/2970.abstract?maxtoshow=&HITS=10&hits=10&RESULTFORMAT=1&andorexacttitle=and&andorexacttitleabs=and&andorexactfulltext=and&searchid=1&FIRSTINDEX=0&sortspec=relevance&volume=85&firstpage=2970&resourcetype=HWCIT
- http://www.newhope.com/nutritionsciencenews/NSN_backs/Apr_00/cancer.cfm
- http://www.ncbi.nlm.nih.gov/pubmed/24774063
- https://biolincc.nhlbi.nih.gov/studies/omniheart/
- http://www.tandfonline.com/doi/abs/10.1080/0264041031000140554?url_ver=Z39.88-2003&rfr_id=ori%3Arid%3Acrossref.org&rfr_dat=cr_pub%3Dpubmed&#.VdzN8flViko
- http://www.ncbi.nlm.nih.gov/pubmed/16002798
- http://www.ncbi.nlm.nih.gov/pubmed/11255140
- http://www.tandfonline.com/doi/abs/10.1080/02640414.2011.619204?url_ver=Z39.88-2003&rfr_id=ori:rid:crossref.org&rfr_dat=cr_pub%3dpubmed
- http://www.ncbi.nlm.nih.gov/pmc/articles/PMC3381813/
- http://www.ncbi.nlm.nih.gov/pubmed/25169440
- http://primalbrasil.com.br/as-11-maiores-mentiras-da-nutricao/
- http://freud.psy.ohio-state.edu/lab/CNL/Publications_files/Colcombe,2006.pdf
- http://www.ncbi.nlm.nih.gov/pubmed/15769301
- http://www.ncbi.nlm.nih.gov/pubmed/15159540
- http://www.plosone.org/article/info%3Adoi%2F10.1371%2Fjournal.pone.0000052
- http://www.sciencedirect.com/science/article/pii/S0306452200003493
- http://www.ncbi.nlm.nih.gov/pubmed/22855277
- suppversity.blogspot
- http://primalbrasil.com.br/exercicios-de-musculacao-vs-exercicios-aerobicos/
- dieta saudável individualizada.

- http://www.abstractsonline.com/Plan/ViewAbstract.aspx?sKey= 2678da0b-715a-407f-90d8-9b850b3a8ff2&cKey=21e39d7a-e826-4147-81d6-94daab3f747b& mKey=%7BE5D5C83F-CE2D-4D71-9DD6-FC7231E090FB%7D
- http://www.bicyclenetwork.com.au/media/vanilla/file/Green exercise.pdf
- http://jech.bmj.com/content/56/12/913.abstract
- http://www.ncbi.nlm.nih.gov/pubmed/23587672
- http://newsroom.unsw.edu.au/news/how-burn-more-fat-less-effort
- http://www.ncbi.nlm.nih.gov/pmc/articles/PMC3381813/

Livros consultados

- *The art and science of low carbohydrate living: an expert guide to making the life-saving benefits of carbohydrate restriction sustainable and enjoyable.* Dr. Jeff S. Volek
- *Barriga de trigo: livre-se do trigo, livre-se dos quilos a mais e descubra seu caminho de volta para a saúde.* Dr. William Davis
- *O guia primal: reprograme seus genes para perda de peso sem esforço, saúde vibrante e energia sem limite.* Mark Sisson
- *Por que engordamos e o que fazer para evitar.* Gary Taubes
- *Good calories, bad calories.* Gary Taubes
- *A dieta da mente: a surpreendente verdade sobre o glúten e os carboidratos – os assassinos silenciosos do seu cérebro.* Dr. David Perlmutter
- *Gordura sem medo: por que a manteiga, a carne e o queijo devem fazer parte de uma dieta saudável.* Nina Teicholz
- *Bulletproof: a dieta à prova de bala.* Dave Asprey
- *The better baby book: how to have a healthier, smarter, happier baby.* Lana Asprey, David Asprey
- *Perfect health diet: regain health and lose weight by eating the way you were meant to eat.* Paul Jaminet, Shou-Ching Jaminet
- *Keto clarity: your definitive guide to the benefits of a low-carb, high-fat diet.* Jimmy Moore
- *Cholesterol clarity: what the HDL is wrong with my numbers?* Jimmy Moore, Eric C. Westman
- *The great cholesterol myth: why lowering your cholesterol won't prevent heart disease – and the statin-free plan that will.* Jonny Bowden, Stephen Sinatra
- *The cholesterol myths: exposing the fallacy that cholesterol and saturated fat cause heart disease.* Uffe Ravnskov
- *The paleo solution: the original human diet.* Loren Cordain, Robb Wolf
- *The paleo diet for athletes: the ancient nutritional formula for peak athletic performance.* Loren Cordain, Robb Wolf
- *The poor, misunderstood calorie.* Bill Lagakos
- *Beyond training: mastering endurance, health, & life.* Ben Greenfield
- *Body by science: a research-based program for strength training, body building, and complete fitness in 12 minutes a week.* Dr. Doug McGuff, John R. Little
- *Primal body, primal mind: beyond the paleo diet for total health and a longer life.* Nora Gedgaudas

- *Sweet potato power: smart carbs; paleo and personalized.* Ashley Tudor
- *Perfecting paleo: personalize your diet rules: ancient wisdom meets self-testing.* Ashley Tudor
- *The vegetarian myth: food, justice, and sustainability.* Lierre Keith
- *The primal blueprint 21-day total body transformation: a step-by-step, gene reprogramming action plan.* Mark Sisson
- *Your personal paleo diet: feel and look great by eating the foods that are ideal for your body.* Chris Kresser

Visite nosso site e conheça estes e outros lançamentos: www.matrixeditora.com.br

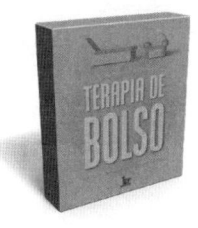

TERAPIA DE BOLSO | Roberta Nascimento, Regina Lopes e Paulo Lopes

Você pode começar por si mesmo a busca para se conhecer melhor e usar este livro em forma de caixinha como seu ponto de apoio. Uma obra que também vai auxiliar os terapeutas nos processos de tratamento. São 100 perguntas para você pensar sobre as angústias, os medos, os sentimentos de culpa e outros problemas emocionais que afligem a todos, sem distinção. Atenção! Esta obra não é um tratamento psicológico, mas sim uma ferramenta de psicoeducação para você se conhecer melhor. Você pode usá-la sozinho ou com um profissional terapeuta habilitado.

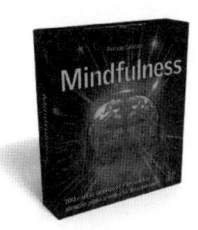

MINDFULNESS | Patricia Calazans

Mindfulness é uma prática de atenção plena ao momento presente, que leva a um estado mental de ampliação da consciência, com o objetivo de reduzir os níveis de estresse mental e emocional. Estudos mostram que pessoas que meditam com frequência são mais felizes. Os efeitos positivos são: redução dos níveis de ansiedade, depressão e irritabilidade. A concentração, o foco e a memória também melhoram, trazendo assim mais vigor, leveza e felicidade para sua vida. É o que este livro em forma de caixinha traz para você.

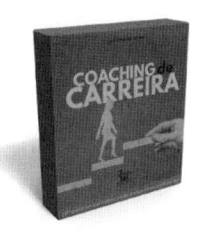

COACHING DE CARREIRA | Juliana de Mari

Este livro em forma de caixinha traz 100 perguntas para clarear e organizar pensamentos e atitudes em relação aos objetivos de seu trabalho/carreira. Dessa forma, você vai poder se colocar em um nível de maior satisfação na vida profissional, alcançando os resultados que pode e merece.

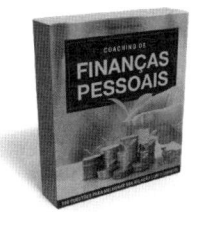

COACHING DE FINANÇAS PESSOAIS | André Massaro

Uma vida financeira sólida e saudável se faz com atitudes e decisões que nos colocam em um caminho de crescimento e de prosperidade. Neste livro em forma de caixinha você vai encontrar 100 questões que vão ajudá-lo a refletir sobre seus comportamentos, suas crenças e suas decisões financeiras. Afinal, dinheiro (e, em particular, a falta dele) é uma das principais causas de angústia e insegurança na vida das pessoas. Aqui você vai ser levado a pensar em endividamento, consumo, renda, planejamento financeiro, investimentos, previdência e comportamento em relação ao dinheiro para formar uma visão clara e reveladora de sua realidade financeira. Vai permitir que você identifique e tome as atitudes necessárias para colocar sua vida no rumo do sucesso financeiro.

MATRIX